„Herzrhythmusstörungen-
EKG- Bilder Raten mit Jörn „

Der Autor:

In seiner Funktion als pflegerischer Leiter einer internistischen Intensivstation, versucht der Autor seit Jahren, seinen Kollegen der Station, aber auch anderen Mitarbeiter die in der Klinik mit Monitoren arbeiten, die Geheimnisse der Rhythmusinterpretation näher zu bringen.

Als Fachkrankenpfleger für Anästhesie und Intensivmedizin, sowie als Rettungsassistent kennt er die Schwierigkeiten und Probleme, die neue Kollegen beim Einstieg in die Herzrhythmusstörungen dabei meistern müssen.

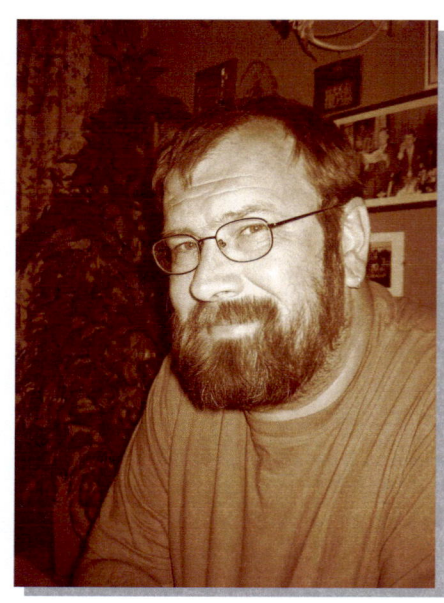

Aus den vorhandenen und gesammelten Fortbildungs- und Unterrichtsmaterialien ist dann dieses Buch entstanden

Jörn Nickoleit

„Herzrhythmusstörungen – EKG - Bilder Raten mit Jörn"

Impressum

© 2008 Jörn Nickoleit
Herstellung und Verlag: Books on Demand GmbH, Norderstedt
ISBN-13: 978-3-8370-4253-5
Bibliografische Information der Deutschen Nationalbibliothek
Die Deutsche Nationalbibliothek verzeichnet diese Publikation in der
Deutschen Nationalbibliografie; detaillierte bibliografische Daten sind im
Internet über http://dnb.d-nb.de abrufbar.

Inhaltsverzeichnis

Vorwort

Liebe Kolleginnen und Kollegen,

trotz des eher etwas spaßigen Titels:

„Herzrhythmusstörungen-EKG - Bilder Raten mit Jörn„

soll natürlich am Ende des Buches nicht mehr das Raten, sondern das Wissen um Rhythmusstörungen stehen!

Noch gut kann ich mich erinnern, wie ich versucht habe, in der Anfangsphase meiner intensiv- und notfallmedizinischen Tätigkeit die Zacken und Kurven des EKG`s zu interpretieren und zu verstehen, ob der Patient nun gefährdet ist oder nicht.

Einfach war das nicht, denn gute Lehrbücher, die dem Einsteiger im Bereich der Rhythmusdiagnostik im kognitivem Bereich EKG`s vermitteln, gab es nicht.

Das hat mich veranlasst, mich hinzusetzen und ein Arbeitsbuch zu konzipieren, bei dem man das EKG nicht vorgekaut bekommt, sondern in dem man sich Rhythmusstörung für Rhythmusstörung mit den gezeigten Bildern auseinandersetzen soll.

Das vorliegende Buch versteht sich daher auch nicht als Lehrbuch und soll ein solches auch nicht ersetzen.

Vielmehr soll der Leser neben einigen Grundinformation dazu aufgefordert werden, sich anhand eines Algorithmuses immer wieder neu jede einzelne Form anzusehen und diese dann zu interpretieren.

Die Auflösung befindet sich jeweils auf der Rückseite des jeweiligen Arbeitsblattes.

Die in diesem Buch dargestellten EKGs sind in der Darstellung bewusst einfach gehalten, um die dargestellten Besonderheiten besser erkennen zu können. Alle EKG Streifen im Buch sind mit 25 mm/sec geschrieben.

Weiterhin sind nicht alle möglichen Formen der Arrhythmien behandelt worden.
Überlassen wir Diagnosen wie das WPW- oder LGL - Syndrom besser dem Kardiologen. Unser Ziel muss es sein, im Notfall - EKG maligne Rhythmusstörungen zu erkennen, dass sich daraus ergebende Gefährdungspotential für den Patienten abzuleiten, um dann das nötige Equipement für den Arzt vorzubereiten.

Die Lösungen sind sorgfältig bearbeitet worden und entsprechen dem heutigen Wissensstand. Sofern Dosierungen angegeben sind, ist dies nach bestem Wissen und Gewissen geschehen.

Der Leser ist nicht davon entbunden, die jeweilige Dosierungsvorschrift des Herstellers zu beachten.
Sollten sich Fehler eingeschlichen haben, wird hierfür keine Haftung übernommen. Der Gebrauchsmusterschutz ist bei den Medikamenten nicht immer angegeben. Die Klinik des Patienten, sowie regionale Gegebenheiten sind immer zu beachten.

Bekanntlich führen in den Therapieansätzen oft mehrere Wege nach Rom. Die Verantwortung für die Anordnung und die Therapie liegt immer beim behandelnden Arzt.

Diese Stelle und Gelegenheit möchte ich ebenfalls nutzen, um mich bei allen denen zu bedanken, die mich ermutigt haben, dieses Buch zu veröffentlichen.

Ein ganz besonderer Dank geht an meine Frau Daniela Bitzenberger, Ärztin in der Inneren Medizin im Klinikum Dortmund, welche immer wieder das Skript durchgesehen und gerade die Therapieoptionen kritisch beleuchtet hat.

Einleitung

Geschichte der Elektrokardiographie

Im Jahr 1787 entdeckte Galvani zufällig an einem Froschschenkel den Zusammenhang zwischen elektrischen Stromfluss und der Muskelkontraktion. Im Jahr 1843 beobachtete Carlo Mateucci, dass auch die Herztätigkeit auf elektrischen Strom basiert.

Er hatte Tierversuche mit Taubenherzen durchgeführt, und die gewonnenen Erkenntnisse wurden von anderen Forschern erweitert und vertieft.

Der holländische Physiologe Willem **Einthoven** entwickelte im Jahre **1903** aus einem Empfangsinstrument der Überseetelegraphie das Saitengalvanometer, das zu Elektrokardiographischen Zwecken gebraucht werden konnte.

Er ist der Erfinder der Elektrokardiographie und erhielt dafür 1924 den Nobelpreis. Noch heute werden die von ihm willkürlich festgelegten Bezeichnung der einzelnen Zacken **P-Q-R-S-T** verwendet.
Ebenfalls sind die bipolaren Ableitungen der Extremitäten **I, II und III** nach ihm benannt.

Der amerikanische Kardiologe Emanuel **Goldberger** erweiterte die Ableitungen von Einthoven und beschrieb die Extremitätenableitungen **aVR, aVL sowie aVF**. Die Brustwandableitungen **V1** bis **V6** wurden haben ihre Bezeichnung von dem amerikanischen Kardiologen Frank **Wilson**.

Definition EKG

Das EKG ist eine zweidimensionale Darstellung eines dreidimensionalen Vorgangs.

Die Elektrokardiographie ermöglicht das Registrieren, Messen und Analysieren elektrischer Potentiale, welche über genau definierte Ableitungs-Elektroden am Körper gewonnen werden.

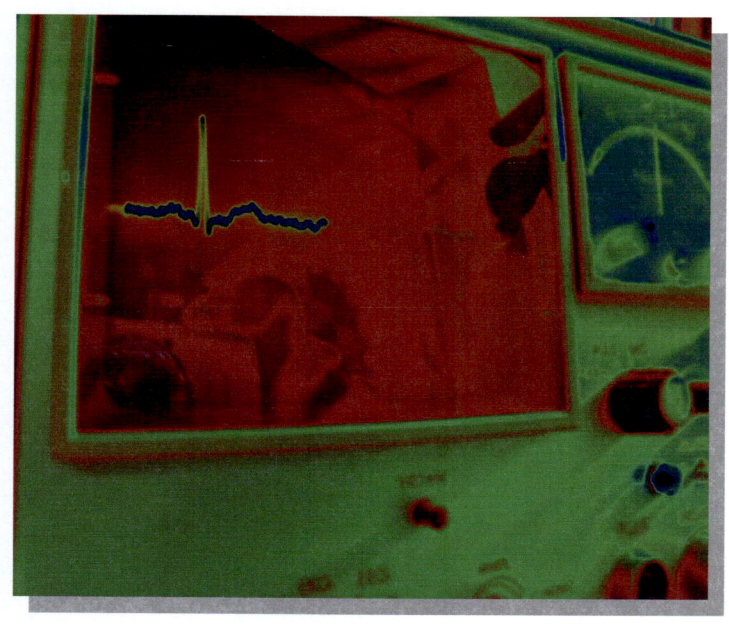

Die elektrischen Potentiale entstehen durch die elektrische Aktivität der Zellen des Herzens und werden bis zur Körperoberfläche weitergeleitet und dort über Klebe- oder Saug-Elektroden abgegriffen und dargestellt.

Die Aufzeichnung wird auf einem mit genau definierter Geschwindigkeit laufenden Millimeterpapier durchgeführt. Eine Eichzacke zu Beginn der Aufzeichnung gibt an, welcher Ausschlag einer Spannung von 1mV entspricht. In der Regel wird hier 1cm Ausschlag = 1 mV verwendet.

Durch die genau definierte Geschwindigkeit des Registrierpapiers ist es möglich, aus der Breite der einzelnen Zacken und Abschnitte die Herzfrequenz und die Dauer der Erregung der einzelnen Abschnitte des Herzens zu errechnen.

Dabei gilt, läuft die Erregung auf eine Ableitung zu, wird eine positive Zacke erzeugt. Umgekehrt, bewegt sich die Erregung von einer Ableitung weg, erzeugt sie eine negative Zacke. Die Auswertung der Kurve ermöglicht eine Vielzahl diagnostisch wertvoller Aussagen über Funktion und Zustand des Reizleitungssystems und des Herzmuskels.

Das EKG hat sich als ein weit verbreitetes diagnostisches Hilfsmittel durchgesetzt und ist heute in der kardiologischen Diagnostik und bei der Überwachung der Herztätigkeit Schwerkranker unersetzlich.

Das Reizleitungssystem

Zum besseren Verständnis der einzelnen Abläufe in den Zacken und Wellen vorab einen kleinen Exkurs in das Reizbildungs- und Reizleitungssystem.

Die der Muskelkontraktion vorhergehende Erregung wird vom Herz selbst gebildet. Sie geht vom Sinusknoten aus, einem kleinen Zellverband im oberen rechten Vorhof. Er wird als physiologischer Schrittmacher des Herzens bezeichnet.

Die Erregung erreicht über die Vorhofmuskulatur, welche dadurch zur Kontraktion angeregt wird, den Atrioventrikularknoten (AV-Knoten).

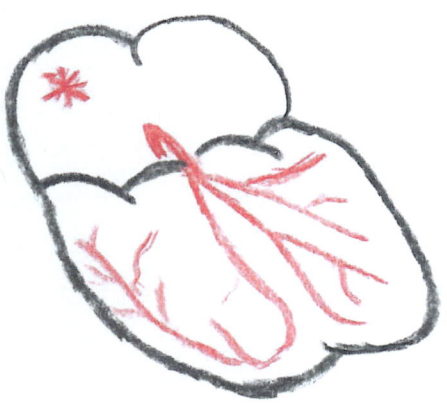

Vorhöfe und Kammern sind elektrisch voneinander getrennt, das Gewebe auf Ventilebene leitet die Erregung im Normalfall nicht weiter, so dass die Erregung nur über den AV-Knoten in die Kammern gelangen kann. Dies ist von physiologischer Bedeutung, da die Erregung im AV- Knoten um etwa 1/10 sec verzögert wird und somit den Kammern Zeit zur Füllung lässt, bevor sie sich dann verzögert zu den Vorhöfen kontrahieren. Die Verzögerung im AV-Knoten verhindert zudem die Überleitung schneller Herzrhythmen aus dem Vorhof in die Kammern

P - Welle

In der grafischen Darstellung spiegelt sich die Erregungsausbreitung in den Vorhöfen als „P" - Welle wieder. Vom Sinusknoten ausgehend breitet sich die Erregung erst über den rechten Teil des Vorhofes aus. So entsteht der Aufsteigende Teil der P – Welle. Der zweite, absteigende Teil entspricht der Depolarisation des linken Vorhofs.

P –Q Zeit

Die P – Q Zeit wir gemessen ab Anfang der P –Welle und endet am Q des QRS Komplexes. Diese Zeit darf nicht länger als 0,2 sec dauern. Hier wird die Erregungsleitung am AV – Knoten verzögert und zum His'schen Bündel weitergeleitet. Da an dieser Phase fast keine Zellen beteiligt sind, ist im Oberflächen EKG nichts sichtbar. Dies ist die isoelektrische Linie.

QRS- Komplex

In dieser Phase werden die meisten Herzmuskelzellen erregt, daher erscheint im EKG die größte Zacke. Der QRS Komplex spiegelt die Erregungsausbreitung der Ventrikel wieder.

ST Strecke

Alle Zellen der Ventrikel sind depolarisiert, es fließt in dieser Phase kein Strom, daher entsteht eine isoelektrische Linie.

T – Welle

Entspricht der Repolarisation der Kammern. Dies ist die sogenannt vulnerable Phase am Herzen. Irritationen wie Extrasystolen können es jetzt leicht aus dem Takt bringen.

Die Zacken

In der Ableitung II nach Einthoven sind physiologisch alle Ausschläge positiv. Die meisten Überwachungsmonitore starten nach dem Einschalten in der II. Ableitung nach Einthoven. Damit sich das Bild so darstellt wie das folgende, müssen die Elektroden in der richtigen Reihenfolge angeschlossen und geklebt werden. Die Anbringung ist hierbei nicht standardisiert und kann nach Situation und Zustand des Patienten willkürlich erfolgen. Günstig ist es aber, in etwa die Richtung der Extremitäten Ableitung beizubehalten.

Wie bei der Ampel werden die Elektroden Rot / Gelb / Grün geklebt. Schwarz ist die neutral Elektrode.

Rot	= **r**echter Arm
Gelb	= linker Arm
Grün	= linkes Bein
Schwarz	= rechtes Bein

Ein normaler Herzschlag

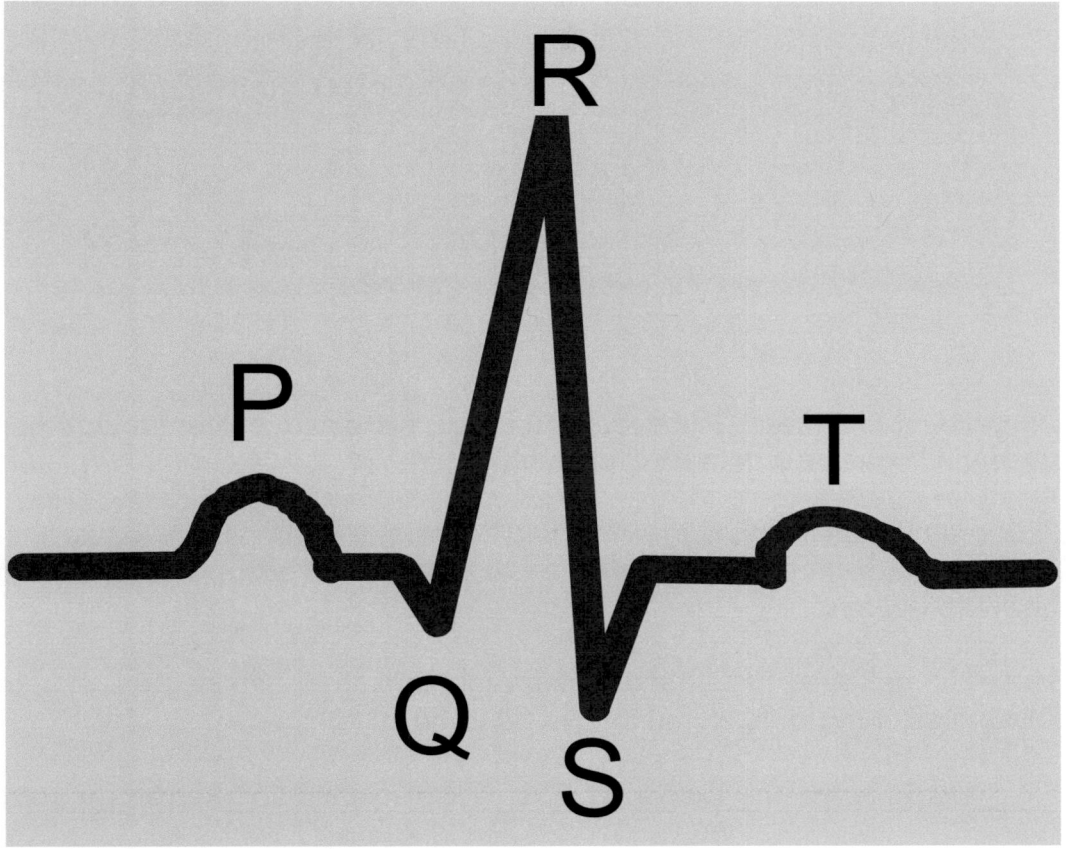

P-Q-R-S-T Definition

> *P:* =   erste Zacke / Welle vor der QRS Gruppe
> *Q:* =   erster negativer Ausschlag des Kammerkomplex
> *R:* =   erste *positive* Zacke des Kammerkomplex
> *S:* =   erster negativer Ausschlag nach einer R Zacke
> *T:* =   erster sich von der ST Linie abhebender positiver
>   oder negativer Ausschlag

Dabei gilt:
folgt direkt einer P-Welle nun eine positive Zacke, so muss es sich um ein „**R**"
handeln. Kommt danach ein negativer Ausschlag spricht man von einem **R-S
Komplex**. Folgt auf die P-Welle nur ein einziger negativer Ausschlag, bezeichnet man dies als **Q-S Komplex**. Sind in einem **QRS – Komplex** zwei positive
Ausschläge, so wird der zweite Ausschlag als **R`** oder **r`** bezeichnet. Der höhe-
re Ausschlag wird mit dem Großbuchstaben und dem Apostroph, der kleinere
entsprechend mit dem kleinen Buchstaben gekennzeichnet.

Zeiten

> *P – Q :*   0,12 – 0,2 sec.   (Anfang P bis Q)
> *QRS:*   nicht > 0,12 sec.
> *Q – T:*   nicht > 0,40 sec   (bei HF 60/min)
> *Q – T:*   nicht > 0,33 sec   (bei HF 100/min)

Die Interpretation von Herzrhythmusstörungen

> ## Die Interpretation von Rhythmusstörungen ist ganz einfach !
>
> ## Der Schlüssel zu meinem EKG ist das P !

Wir machen uns diese Grundsätze zu eigen, die einem später im täglichen Leben den Umgang mit dem EKG erleichtern.

EKG`s kann man auswendig lernen wie Bilder. Sollte aber dann das zu interpretierende Bild nicht so aussehen, wie dass im Gehirn gespeicherte, ist Schluss mit interpretieren.

Besser ist es, dass EKG nach einem Algorithmus zu untersuchen, um so der Rhythmusstörung weitgehend auf die Schliche zu kommen.

> *ein Beispiel: die Diagnose einer Ventrikuläre Tachykardie mit vorangegangen „P Wellen", kann **keine** VT sein.*

Der Algorithmus (Interpretationshilfe)

> ### 1. Sind P- Wellen vorhanden?
>
> ### 2. Herzfrequenz ?
>
> ### 3. Rhythmus ?
>
> ### 4. Kammerbreite ?

● *1. Sind P-Wellen vorhanden?*
  Der Schlüssel zu meinem EKG ist die P- Welle! Sind P - Wellen vorhanden und folgt jeder P-Welle 1:1 ein Kammerkomplex ? Ist ein Überleitungsverhältnis 1:1 vorhanden, die Überleitungszeit um nicht mehr als 0,2 sec. verlängert ? Ist die Überleitungszeit länger als 0,2sec? Oder sind mehr P - Wellen als QRS Komplexe vorhanden ? (AV – Blockierungen II und III°?)

● *2. Wie ist die Herzfrequenz?*
  Im nächsten Schritt sehen wir uns an, ob das Herz schnell oder langsam schlägt. Neben der Variante der Pulskontrolle (sicherste Methode) bieten fast alle auf dem Markt vorhandenen EKG Geräte eine digitale Anzeige, an der man die Frequenz ablesen kann.

Frequenzen über 100/min und ein Verdacht eines AV – Blocks passen nicht zusammen.

● **3. Wie ist der Rhythmus?**
Der nächste zu beurteilende Parameter ist der Herzrhythmus.
Sind die Komplexe völlig regelmäßig und damit rhythmisch? Oder fallen vereinzelt Extraschläge ein, gibt es intermittierend Pausen? Im ungünstigsten Fall schlägt das Herz völlig unregelmäßig. Somit bekommt man Aufschluss über Extrasystolen bis hin zur Absoluta.

● **4. Beurteile die Kammerbreite**
Und last but not least die Betrachtung des QRS – Komplexes. Differenziert wird zwischen schmalen Komplexen, die nicht breiter als 0,12 sec. sind und breiten QRS – Komplexen. Schmale Komplexe sind immer Supraventrikuläre Ursprungs, Breite bis zum Beweis des Gegenteils Ventrikulärem Ursprungs. Differentialdiagnostisch sollte man bei breiten Komplexen jedoch ein bestehenden Schenkelblock, sowie ein Präexzitationssyndrom in seine Überlegung mit einbeziehen.

Nach diesem Schema beurteilt man nun seinen EKG Streifen und **interpretiert** so seine Rhythmusstörung.
Nach der **Diagnose** folgen dann Überlegungen zu **therapeutischen** Maßnahmen. Im letzten Schritt sollte man prüfen, welche **Gefahren** dem Patienten aufgrund der Diagnose drohen.

Der Nutzen des Millimeterpapiers

Nicht immer ist die Herzfrequenz auf dem Streifen abzulesen, oder gar ein EKG Lineal zur Hand. Trotzdem ist es möglich, die Herzfrequenz mit dem Millimeterpapier zu errechnen. Weiterhin lässt sich fix die P-Q Zeit und die Breite des Kammerkomplexes ermitteln.

Dazu muss man wissen, fast alle Geräte im präklinischen Bereich
schreiben das EKG mit: **25 mm/sec.**

> **Dabei entspricht dann:** **1 mm = 0,04 sec.**
> **5 mm = 0,2 sec. = (1 großes Kästchen)**

Bei einer Schreibgeschwindigkeit mit 25 mm / sec. werden in einer Minute (25 mm x 60 sec) 1500 mm beschrieben. In einer Minute lassen sich also von den 5mm Kästchen 300 Stück beschreiben. Um die Herzfrequenz zu ermitteln zählt man die Anzahl der 5mm Kästchen zwischen zwei R- Zacken aus.

Um nun die Frequenz zu ermitteln gilt:
300 geteilt durch die Anzahl der großen (5 mm) Kästchen
von einer **R** - Zacke zur nächsten **R** - Zacke = HF/min.
Bsp.: R-R Abstand sind 10 große Kästchen = 300 : 10 = 30/min.

Um die Breite des QRS Komplex zu ermitteln zählt man die 1 mm Kästchen.
Drei kleine Kästchen entsprechen der max. Kammerbreite von 0,12 sec.

VES Klassifizierung

Die VES werden nach Ihrer Form und Häufigkeit in Klassen eingeteilt.

Klassifizierung	ventrikulärer Extrasystolen (VES) nach Lown
Klasse 0	Keine VES
Klasse I	Monotope VES < 30/h
Klasse II	Monotope VES > 30/h
Klasse III a	Polytope VES
Klasse III b	Ventrikulärer Bigeminus
Klasse IV a	Couplets
Klasse IV b	Salven, Ventrikuläre Tachykardien
Klasse V	R – auf – T Phänomen

Die Antiarrhythmika werden ebenfalls entsprechend ihrem Wirkmechanismus in Klassen eingeteilt.

Einteilung der Antiarrhythmika nach ihrer Wirkung

KLASSE		WIRKUNG	Handelsnamen
I		Natriumkanal Blocker	
	I A	Mäßige Na^+-Blockade und Leitungsverzögerung Verlängerte Repolarisation (vagolytische Wirkung)	Chinidin®, Procain duril-les® Rhytmodul
	I B	Minimale Na^+-Blockade aus Leitungsverzögerung Verkürzte Repolarisation	Xylocain® , Phenhydan® Mexitil®
	I C	Starke Na^+-Blockade und Leitungsverzögerung	Gilurytmal®
II		Betablocker	Tenormin® , Dociton®
III		Selektive Repolarisations-verlängerung	Cordarex® , Sotalex®
I V		Calciumantagonisten	Isoptin® , Dilzem®

P – Wellen ?
P-Q Zeit ?

Ja ☐ Nein ☐

P-Q Zeit normal	☐
P-Q Zeit > 0,2 Sec	☐
P-Q Zeit < 0,12,Sec	☐
P-Q Zeit wechselnd	☐

Frequenz ?

_____ / min

Normal ☐   Bradykard ☐
                 Tachykard ☐

Rhythmisch ?
/
QRS Breite

Ja ☐   Nein ☐ ;   Extraschläge ☐ ; wechselnder Rhyth. ☐

QRS schmal   Ja ☐   Nein ☐

**Grund-
rhythmus /
Störung**

**Therapie-
möglichkeiten**

**Gefahren /
Anmerkung**

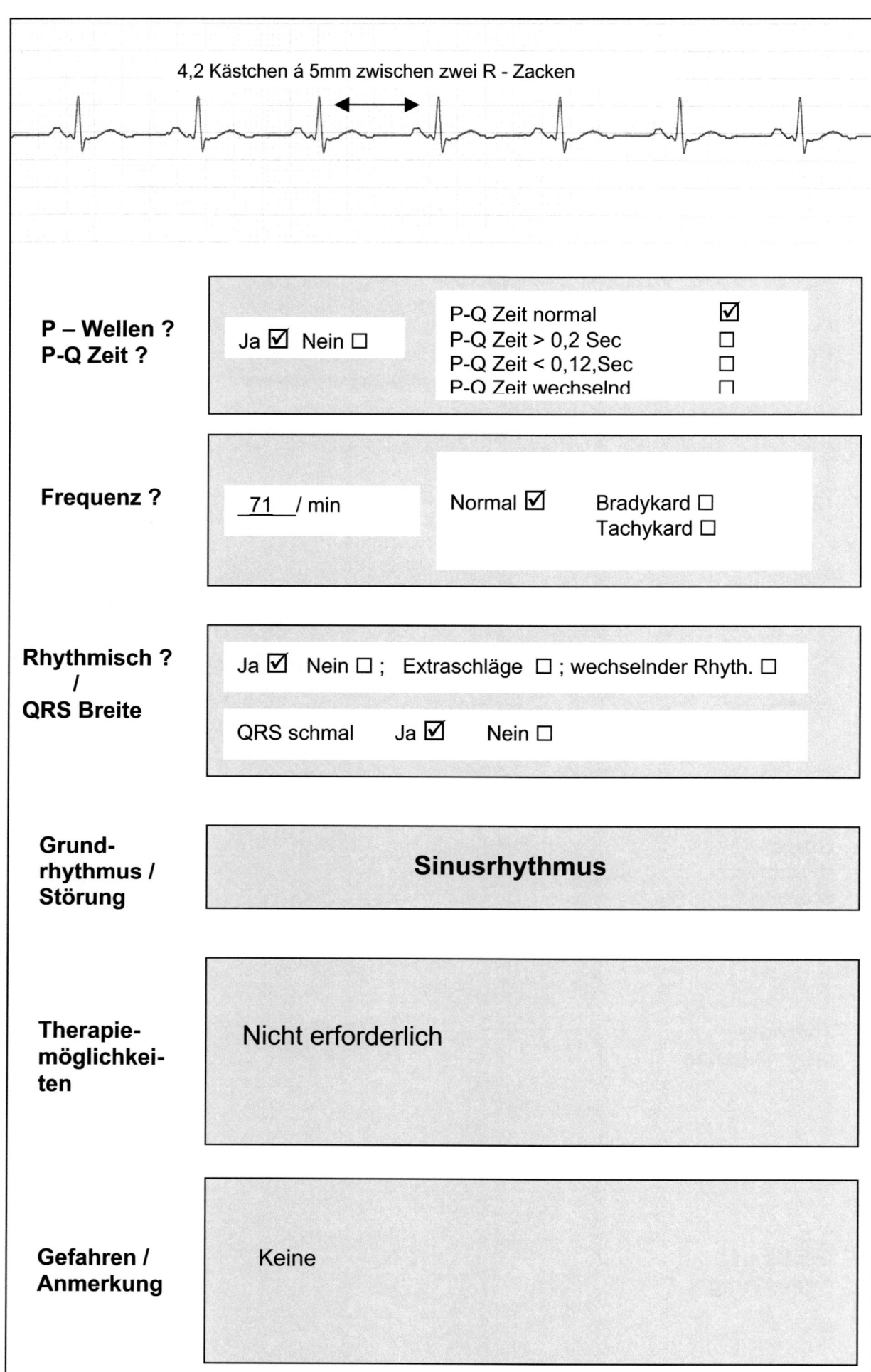

4,2 Kästchen á 5mm zwischen zwei R - Zacken

P – Wellen ?
P-Q Zeit ?

Ja ☑ Nein ☐

P-Q Zeit normal ☑
P-Q Zeit > 0,2 Sec ☐
P-Q Zeit < 0,12,Sec ☐
P-Q Zeit wechselnd ☐

Frequenz ?

__71__ / min

Normal ☑   Bradykard ☐
Tachykard ☐

Rhythmisch ?
/
QRS Breite

Ja ☑ Nein ☐ ; Extraschläge ☐ ; wechselnder Rhyth. ☐

QRS schmal   Ja ☑   Nein ☐

Grund-
rhythmus /
Störung

Sinusrhythmus

Therapie-
möglichkei-
ten

Nicht erforderlich

Gefahren /
Anmerkung

Keine

P – Wellen ?
P-Q Zeit ?

Ja ☐ Nein ☐

P-Q Zeit normal	☐
P-Q Zeit > 0,2 Sec	☐
P-Q Zeit < 0,12,Sec	☐
P-Q Zeit wechselnd	☐

Frequenz ?

_____ / min

Normal ☐   Bradykard ☐
                      Tachykard ☐

Rhythmisch ?
/
QRS Breite

Ja ☐   Nein ☐ ;   Extraschläge ☐ ; wechselnder Rhyth. ☐

QRS schmal   Ja ☐   Nein ☐

Grund-
rhythmus /
Störung

Therapie-
möglichkei-
ten

Gefahren /
Anmerkung

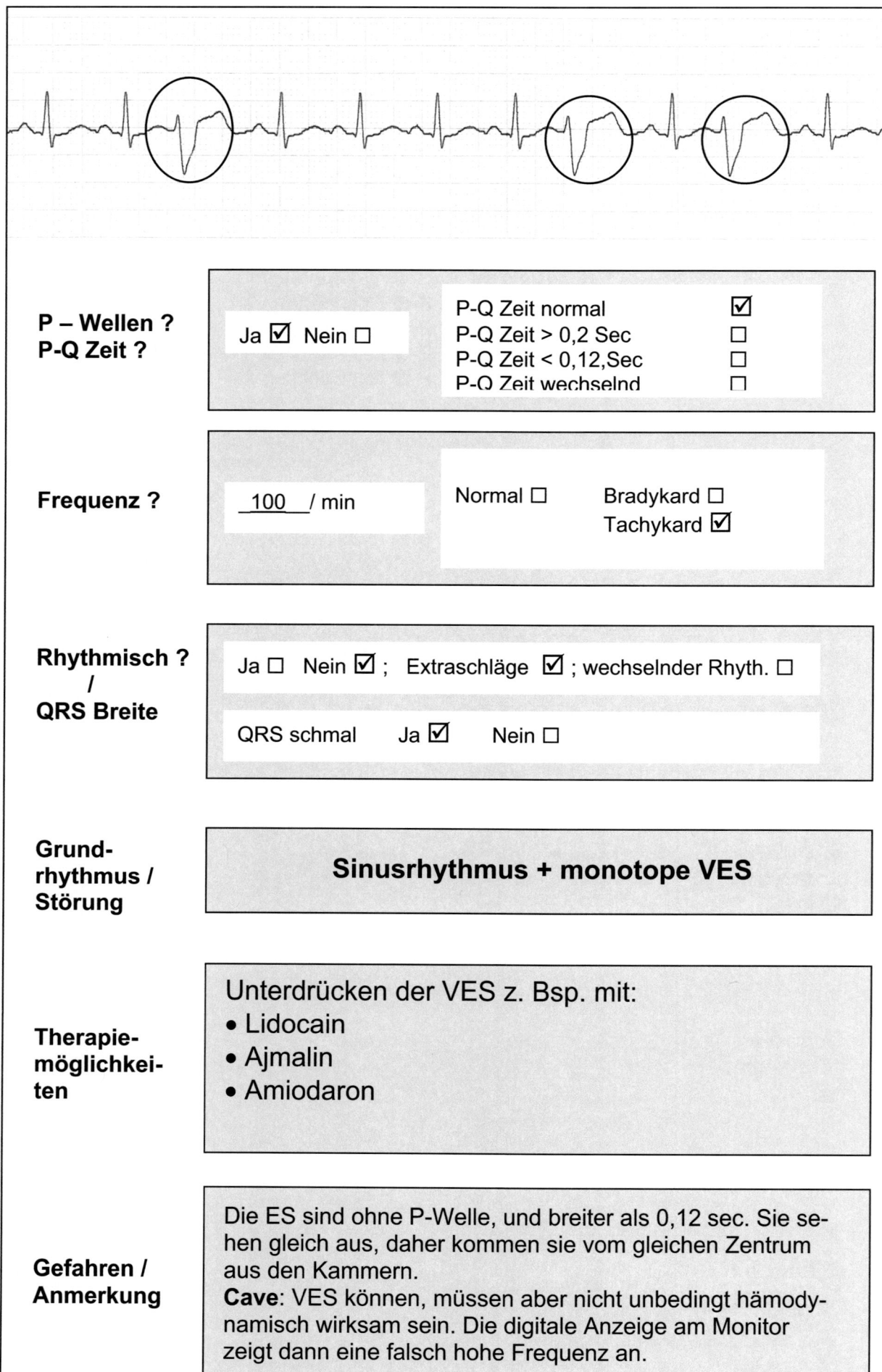

P – Wellen ? P-Q Zeit ?	Ja ☑ Nein ☐	P-Q Zeit normal ☑ P-Q Zeit > 0,2 Sec ☐ P-Q Zeit < 0,12,Sec ☐ P-Q Zeit wechselnd ☐

Frequenz ?	___100___ / min	Normal ☐ Bradykard ☐ Tachykard ☑

Rhythmisch ? / QRS Breite	Ja ☐ Nein ☑ ; Extraschläge ☑ ; wechselnder Rhyth. ☐ QRS schmal Ja ☑ Nein ☐

Grund- rhythmus / Störung	**Sinusrhythmus + monotope VES**

Therapie- möglichkei- ten	Unterdrücken der VES z. Bsp. mit: • Lidocain • Ajmalin • Amiodaron

Gefahren / Anmerkung	Die ES sind ohne P-Welle, und breiter als 0,12 sec. Sie se- hen gleich aus, daher kommen sie vom gleichen Zentrum aus den Kammern. **Cave**: VES können, müssen aber nicht unbedingt hämody- namisch wirksam sein. Die digitale Anzeige am Monitor zeigt dann eine falsch hohe Frequenz an.

P – Wellen ?
P-Q Zeit ?

Ja ☐ Nein ☐

P-Q Zeit normal ☐
P-Q Zeit > 0,2 Sec ☐
P-Q Zeit < 0,12,Sec ☐
P-Q Zeit wechselnd ☐

Frequenz ?

_____ / min

Normal ☐   Bradykard ☐
Tachykard ☐

Rhythmisch ?
/
QRS Breite

Ja ☐ Nein ☐ ; Extraschläge ☐ ; wechselnder Rhyth. ☐

QRS schmal   Ja ☐   Nein ☐

Grund-
rhythmus /
Störung

Therapie-
möglichkei-
ten

Gefahren /
Anmerkung

| P – Wellen ?
P-Q Zeit ? | Ja ☐   Nein ☑ | P-Q Zeit normal ☐
P-Q Zeit > 0,2 Sec ☐
P-Q Zeit < 0,12,Sec ☐
P-Q Zeit wechselnd ☐ |

Frequenz ?

_∅_ / min   Normal ☐   Bradykard ☐
Tachykard ☐

Rhythmisch ?
/
QRS Breite

Ja ☐   Nein ☐ ;   Extraschläge ☐ ; wechselnder Rhyth. ☐

QRS schmal   Ja ☐   Nein ☐

Grund-
rhythmus /
Störung

Asystolie

Therapie-
möglichkei-
ten

- Kardio – Pulmonale – Reanimation
- Adrenalin

Gefahren /
Anmerkung

Keine

P – Wellen ?
P-Q Zeit ?

Ja ☐ Nein ☐

P-Q Zeit normal ☐
P-Q Zeit > 0,2 Sec ☐
P-Q Zeit < 0,12,Sec ☐
P-Q Zeit wechselnd ☐

Frequenz ?

_____ / min

Normal ☐   Bradykard ☐
             Tachykard ☐

Rhythmisch ?
/
QRS Breite

Ja ☐   Nein ☐ ;   Extraschläge ☐ ; wechselnder Rhyth. ☐

QRS schmal   Ja ☐   Nein ☐

Grund-
rhythmus /
Störung

Therapie-
möglichkei-
ten

Gefahren /
Anmerkung

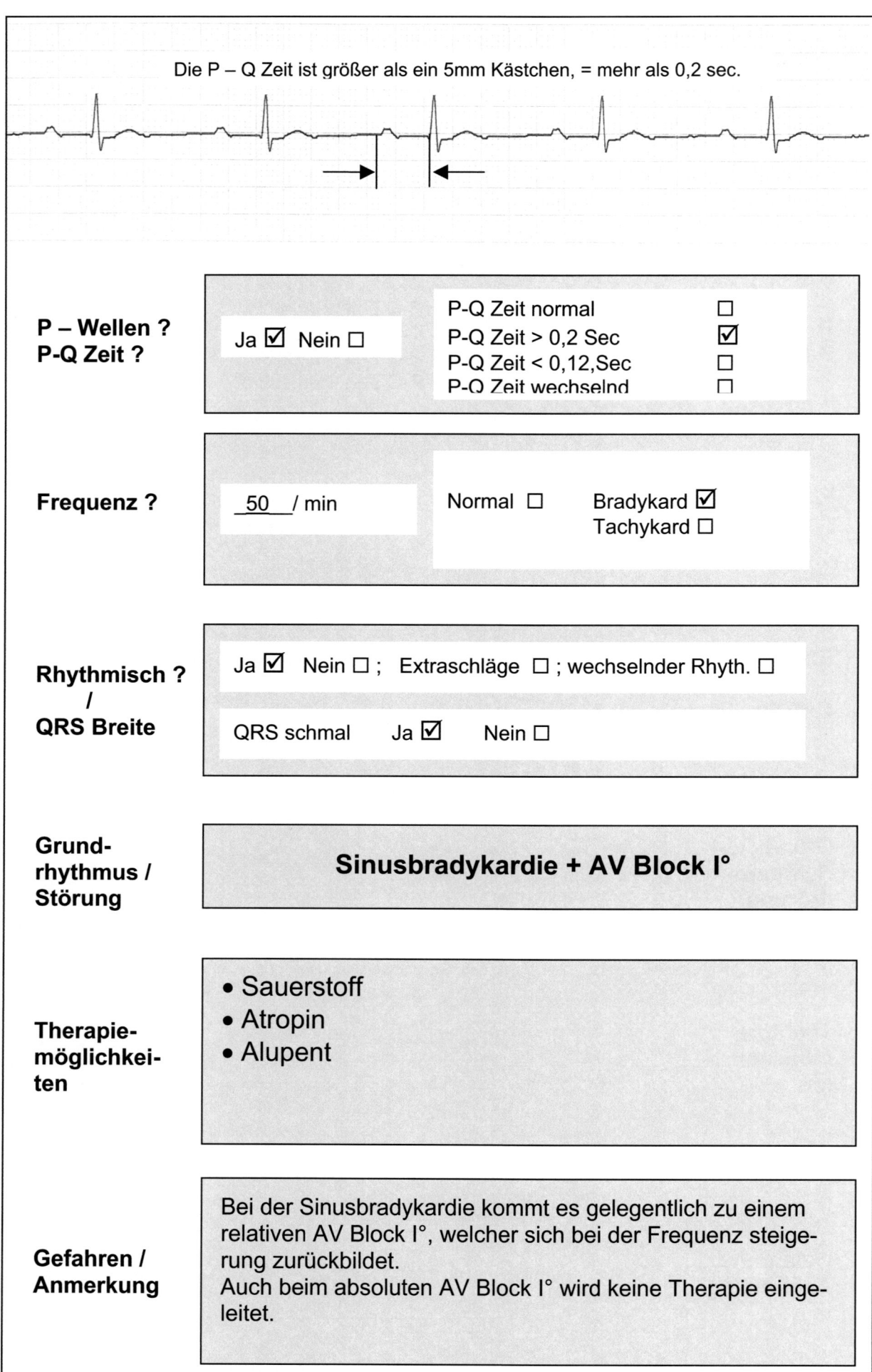

Die P – Q Zeit ist größer als ein 5mm Kästchen, = mehr als 0,2 sec.

P – Wellen ?
P-Q Zeit ?

Ja ☑ Nein ☐

P-Q Zeit normal	☐
P-Q Zeit > 0,2 Sec	☑
P-Q Zeit < 0,12,Sec	☐
P-Q Zeit wechselnd	☐

Frequenz ?

__50__ / min

Normal ☐   Bradykard ☑
Tachykard ☐

Rhythmisch ?
/
QRS Breite

Ja ☑ Nein ☐ ; Extraschläge ☐ ; wechselnder Rhyth. ☐

QRS schmal   Ja ☑   Nein ☐

Grund-
rhythmus /
Störung

Sinusbradykardie + AV Block I°

Therapie-
möglichkei-
ten

• Sauerstoff
• Atropin
• Alupent

Gefahren /
Anmerkung

Bei der Sinusbradykardie kommt es gelegentlich zu einem relativen AV Block I°, welcher sich bei der Frequenz steigerung zurückbildet.
Auch beim absoluten AV Block I° wird keine Therapie eingeleitet.

P – Wellen ?
P-Q Zeit ?

Ja ☐   Nein ☐

P-Q Zeit normal	☐
P-Q Zeit > 0,2 Sec	☐
P-Q Zeit < 0,12,Sec	☐
P-Q Zeit wechselnd	☐

Frequenz ?

_____ / min

Normal ☐   Bradykard ☐
                      Tachykard ☐

Rhythmisch ?
/
QRS Breite

Ja ☐   Nein ☐ ;   Extraschläge ☐ ; wechselnder Rhyth. ☐

QRS schmal   Ja ☐   Nein ☐

Grund-
rhythmus /
Störung

Therapie-
möglichkei-
ten

Gefahren /
Anmerkung

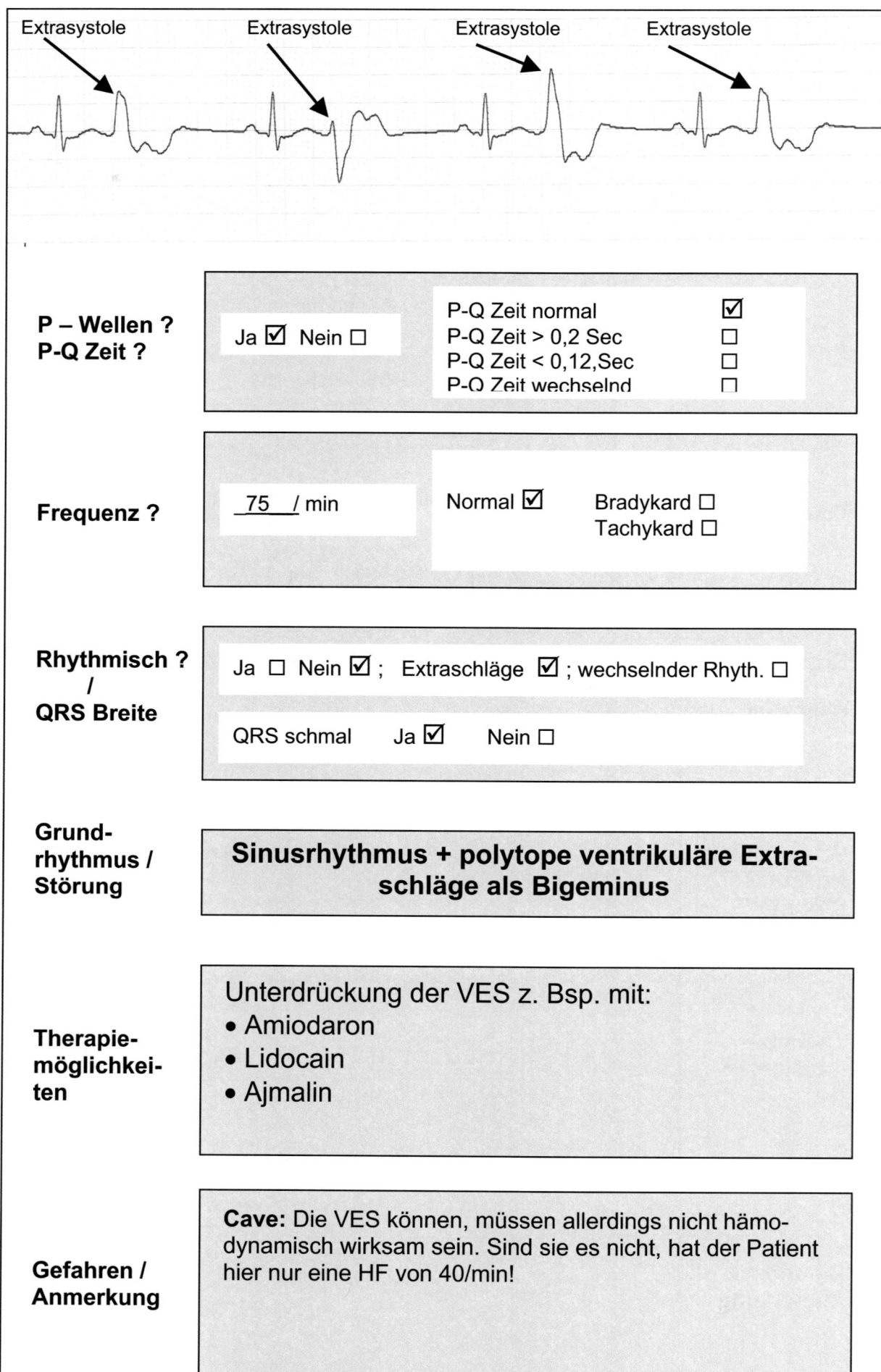

Extrasystole   Extrasystole   Extrasystole   Extrasystole

P – Wellen ?
P-Q Zeit ?

Ja ☑ Nein ☐

P-Q Zeit normal   ☑
P-Q Zeit > 0,2 Sec   ☐
P-Q Zeit < 0,12,Sec   ☐
P-Q Zeit wechselnd   ☐

Frequenz ?

__75__ / min

Normal ☑   Bradykard ☐
            Tachykard ☐

Rhythmisch ?
/
QRS Breite

Ja ☐ Nein ☑ ; Extraschläge ☑ ; wechselnder Rhyth. ☐

QRS schmal   Ja ☑   Nein ☐

Grund-
rhythmus /
Störung

Sinusrhythmus + polytope ventrikuläre Extra-
schläge als Bigeminus

Therapie-
möglichkei-
ten

Unterdrückung der VES z. Bsp. mit:
• Amiodaron
• Lidocain
• Ajmalin

Gefahren /
Anmerkung

Cave: Die VES können, müssen allerdings nicht hämodynamisch wirksam sein. Sind sie es nicht, hat der Patient
hier nur eine HF von 40/min!

P – Wellen ?
P-Q Zeit ?

Ja ☐ Nein ☐

P-Q Zeit normal ☐
P-Q Zeit > 0,2 Sec ☐
P-Q Zeit < 0,12,Sec ☐
P-Q Zeit wechselnd ☐

Frequenz ?

_____ / min

Normal ☐   Bradykard ☐
             Tachykard ☐

Rhythmisch ?
/
QRS Breite

Ja ☐ Nein ☐ ; Extraschläge ☐ ; wechselnder Rhyth. ☐

QRS schmal   Ja ☐   Nein ☐

**Grund-
rhythmus /
Störung**

**Therapie-
möglichkei-
ten**

**Gefahren /
Anmerkung**

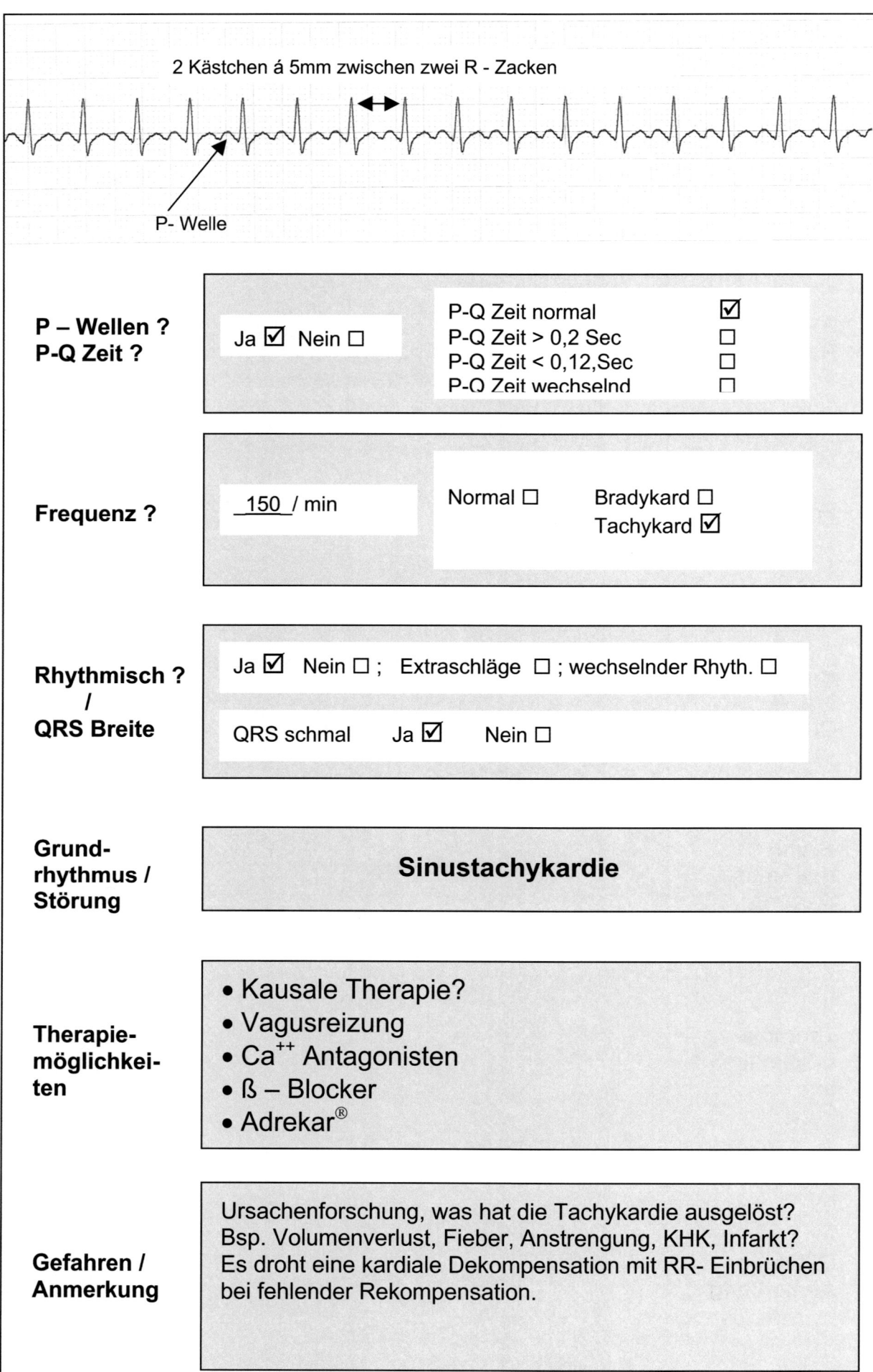

2 Kästchen á 5mm zwischen zwei R - Zacken

P- Welle

P – Wellen ?
P-Q Zeit ?

Ja ☑ Nein ☐

P-Q Zeit normal ☑
P-Q Zeit > 0,2 Sec ☐
P-Q Zeit < 0,12,Sec ☐
P-Q Zeit wechselnd ☐

Frequenz ?

150 / min

Normal ☐   Bradykard ☐
Tachykard ☑

Rhythmisch ?
/
QRS Breite

Ja ☑ Nein ☐ ; Extraschläge ☐ ; wechselnder Rhyth. ☐

QRS schmal   Ja ☑   Nein ☐

Grund-
rhythmus /
Störung

Sinustachykardie

Therapie-
möglichkei-
ten

- Kausale Therapie?
- Vagusreizung
- Ca^{++} Antagonisten
- ß – Blocker
- Adrekar®

Gefahren /
Anmerkung

Ursachenforschung, was hat die Tachykardie ausgelöst?
Bsp. Volumenverlust, Fieber, Anstrengung, KHK, Infarkt?
Es droht eine kardiale Dekompensation mit RR- Einbrüchen
bei fehlender Rekompensation.

P – Wellen ?
P-Q Zeit ?

Ja ☐　Nein ☐

P-Q Zeit normal　　　　　☐
P-Q Zeit > 0,2 Sec　　　　☐
P-Q Zeit < 0,12,Sec　　　☐
P-Q Zeit wechselnd　　　 ☐

Frequenz ?

_____/ min

Normal ☐　　　　Bradykard ☐
　　　　　　　　　Tachykard ☐

Rhythmisch ?
/
QRS Breite

Ja ☐　　Nein ☐ ;　Extraschläge ☐ ; wechselnder Rhyth. ☐

QRS schmal　　Ja ☐　　　　Nein ☐

Grund-
rhythmus /
Störung

Therapie-
möglichkei-
ten

Gefahren /
Anmerkung

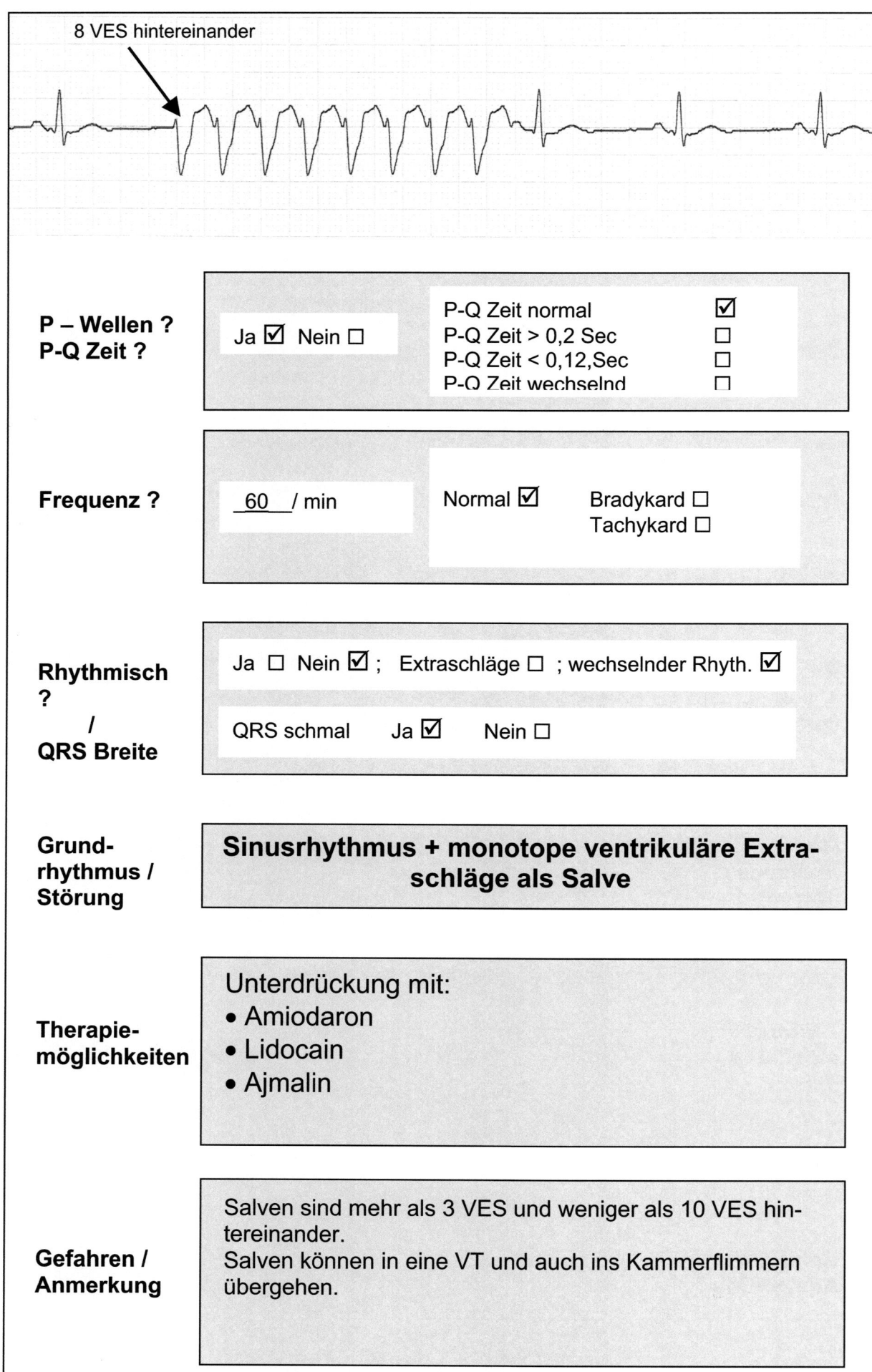

8 VES hintereinander

P – Wellen ?
P-Q Zeit ?

Ja ☑ Nein ☐

P-Q Zeit normal ☑
P-Q Zeit > 0,2 Sec ☐
P-Q Zeit < 0,12,Sec ☐
P-Q Zeit wechselnd ☐

Frequenz ?

___60___ / min

Normal ☑   Bradykard ☐
            Tachykard ☐

Rhythmisch ?
/
QRS Breite

Ja ☐ Nein ☑ ; Extraschläge ☐ ; wechselnder Rhyth. ☑

QRS schmal   Ja ☑   Nein ☐

Grund-rhythmus / Störung

Sinusrhythmus + monotope ventrikuläre Extra-schläge als Salve

Therapie-möglichkeiten

Unterdrückung mit:
• Amiodaron
• Lidocain
• Ajmalin

Gefahren / Anmerkung

Salven sind mehr als 3 VES und weniger als 10 VES hin-tereinander.
Salven können in eine VT und auch ins Kammerflimmern übergehen.

**P – Wellen ?
P-Q Zeit ?**

Ja ☐ Nein ☐

P-Q Zeit normal ☐
P-Q Zeit > 0,2 Sec ☐
P-Q Zeit < 0,12,Sec ☐
P-Q Zeit wechselnd ☐

Frequenz ?

_____ / min

Normal ☐   Bradykard ☐
Tachykard ☐

**Rhythmisch ?
/
QRS Breite**

Ja ☐ Nein ☐ ; Extraschläge ☐ ; wechselnder Rhyth. ☐

QRS schmal   Ja ☐   Nein ☐

**Grund-
rhythmus /
Störung**

**Therapie-
möglichkei-
ten**

**Gefahren /
Anmerkung**

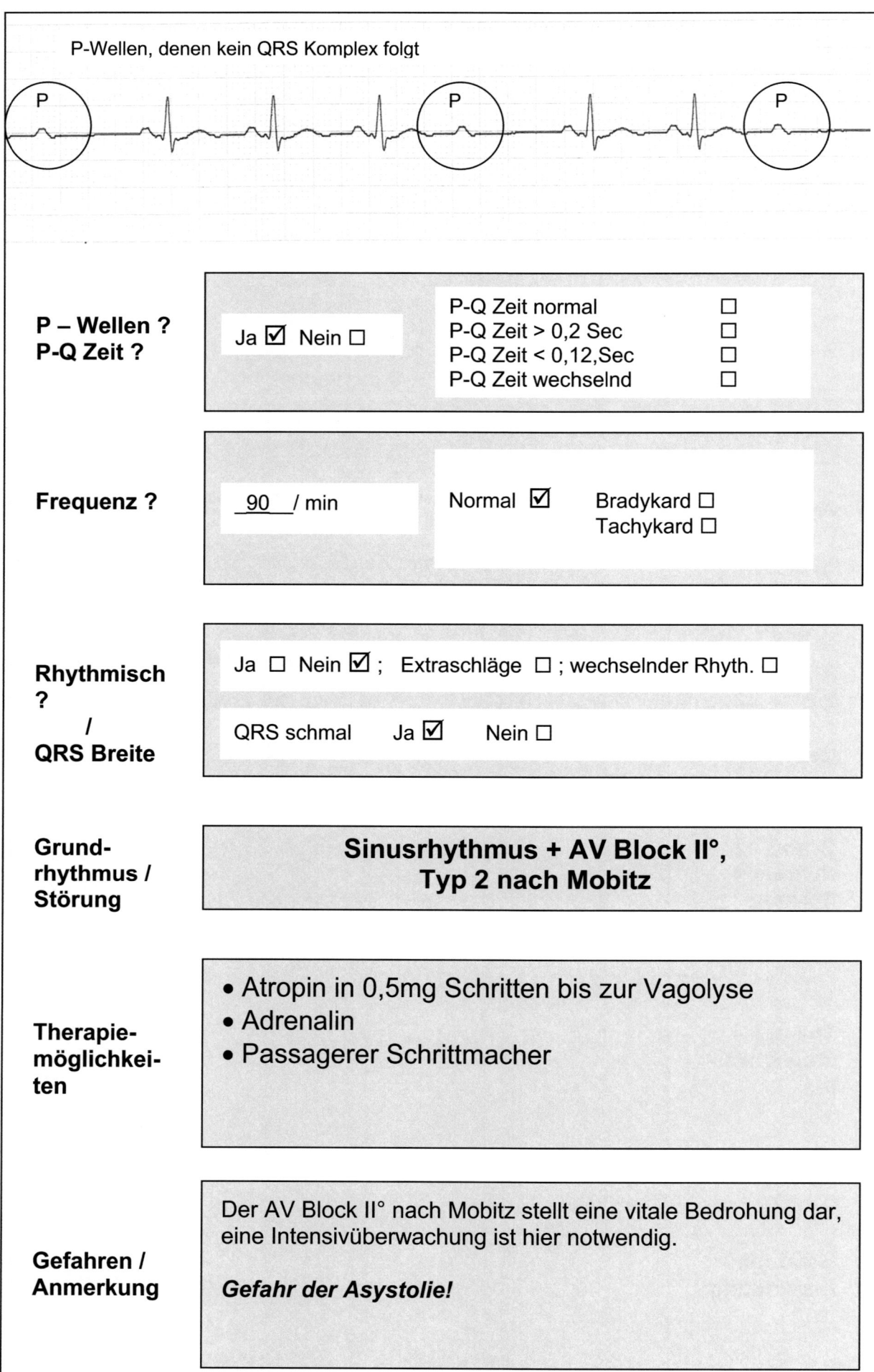

P-Wellen, denen kein QRS Komplex folgt

P   P   P

P – Wellen ? **P-Q Zeit ?**	Ja ☑ Nein ☐	P-Q Zeit normal ☐ P-Q Zeit > 0,2 Sec ☐ P-Q Zeit < 0,12,Sec ☐ P-Q Zeit wechselnd ☐

Frequenz ?	90 / min	Normal ☑ Bradykard ☐ Tachykard ☐

Rhythmisch ? **/** **QRS Breite**	Ja ☐ Nein ☑ ; Extraschläge ☐ ; wechselnder Rhyth. ☐ QRS schmal Ja ☑ Nein ☐

Grund-rhythmus / Störung	**Sinusrhythmus + AV Block II°,** **Typ 2 nach Mobitz**

Therapie-möglichkei-ten	• Atropin in 0,5mg Schritten bis zur Vagolyse • Adrenalin • Passagerer Schrittmacher

Gefahren / Anmerkung	Der AV Block II° nach Mobitz stellt eine vitale Bedrohung dar, eine Intensivüberwachung ist hier notwendig. *Gefahr der Asystolie!*

P – Wellen ?
P-Q Zeit ?

Ja ☐   Nein ☐

P-Q Zeit normal   ☐
P-Q Zeit > 0,2 Sec   ☐
P-Q Zeit < 0,12,Sec   ☐
P-Q Zeit wechselnd   ☐

Frequenz ?

_____ / min

Normal ☐   Bradykard ☐
                Tachykard ☐

Rhythmisch ?
/
QRS Breite

Ja ☐   Nein ☐ ;   Extraschläge ☐ ; wechselnder Rhyth. ☐

QRS schmal   Ja ☐   Nein ☐

Grund-
rhythmus /
Störung

Therapie-
möglichkei-
ten

Gefahren /
Anmerkung

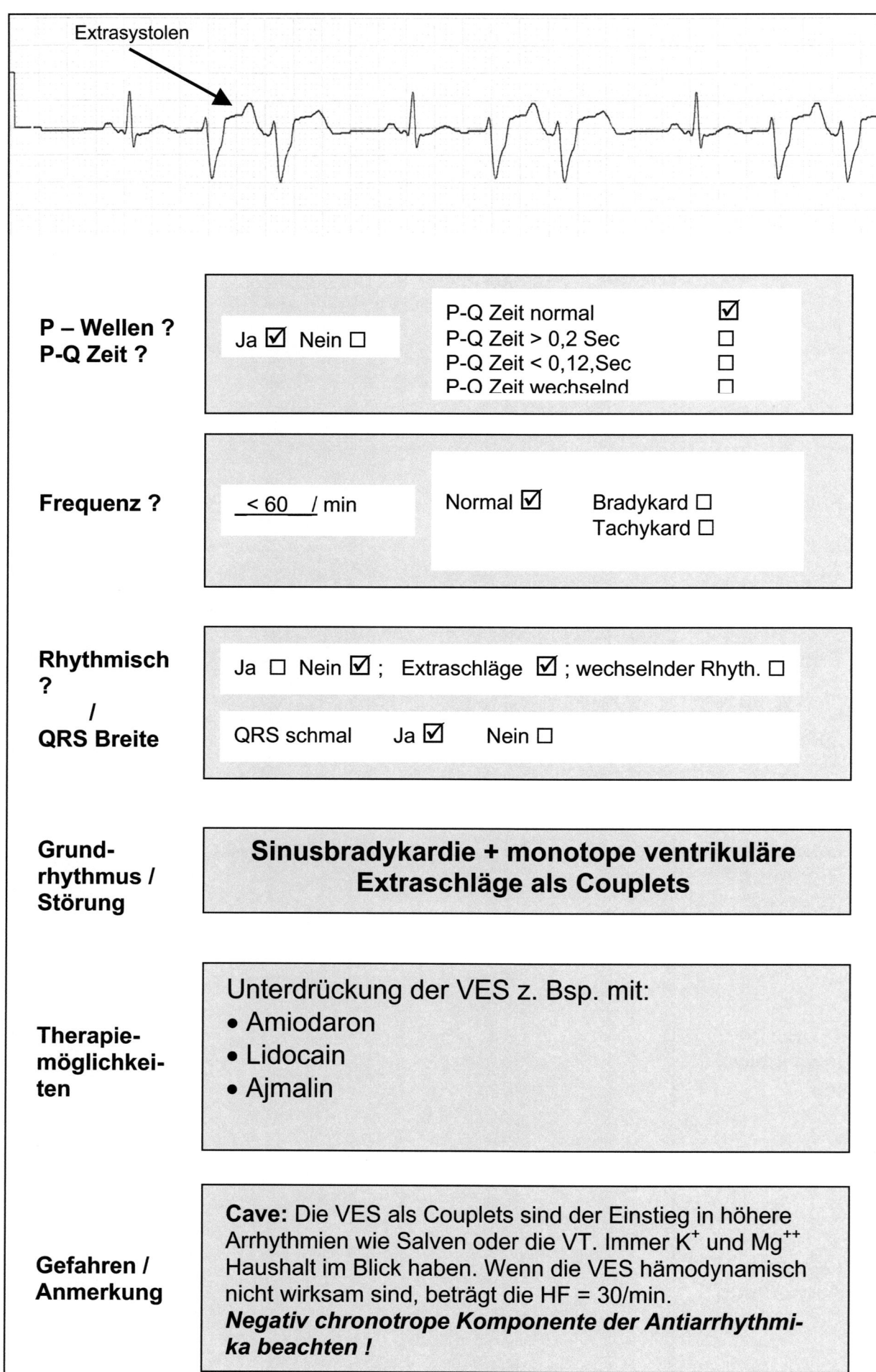

Extrasystolen

| P – Wellen ?
P-Q Zeit ? | Ja ☑ Nein ☐ | P-Q Zeit normal ☑
P-Q Zeit > 0,2 Sec ☐
P-Q Zeit < 0,12,Sec ☐
P-Q Zeit wechselnd ☐ |

| Frequenz ? | ___< 60___ / min | Normal ☑   Bradykard ☐
Tachykard ☐ |

| Rhythmisch ?
/
QRS Breite | Ja ☐ Nein ☑ ; Extraschläge ☑ ; wechselnder Rhyth. ☐

QRS schmal   Ja ☑   Nein ☐ |

| Grund-
rhythmus /
Störung | **Sinusbradykardie + monotope ventrikuläre
Extraschläge als Couplets** |

| Therapie-
möglichkei-
ten | Unterdrückung der VES z. Bsp. mit:
• Amiodaron
• Lidocain
• Ajmalin |

| Gefahren /
Anmerkung | **Cave:** Die VES als Couplets sind der Einstieg in höhere Arrhythmien wie Salven oder die VT. Immer K^+ und Mg^{++} Haushalt im Blick haben. Wenn die VES hämodynamisch nicht wirksam sind, beträgt die HF = 30/min.
Negativ chronotrope Komponente der Antiarrhythmika beachten ! |

P – Wellen ?
P-Q Zeit ?

Ja ☐ Nein ☐

P-Q Zeit normal	☐
P-Q Zeit > 0,2 Sec	☐
P-Q Zeit < 0,12,Sec	☐
P-Q Zeit wechselnd	☐

Frequenz ?

_____ / min

Normal ☐   Bradykard ☐
                       Tachykard ☐

Rhythmisch ?
/
QRS Breite

Ja ☐   Nein ☐ ;   Extraschläge ☐ ; wechselnder Rhyth. ☐

QRS schmal   Ja ☐   Nein ☐

Grund-
rhythmus /
Störung

Therapie-
möglichkei-
ten

Gefahren /
Anmerkung

Spike

| P – Wellen ?
P-Q Zeit ? | Ja ☐ Nein ☑ | P-Q Zeit normal ☐
P-Q Zeit > 0,2 Sec ☐
P-Q Zeit < 0,12,Sec ☐
P-Q Zeit wechselnd ☐ |

| Frequenz ? | ___75___ / min | Normal ☑ Bradykard ☐
Tachykard ☐ |

| Rhythmisch ?
/
QRS Breite | Ja ☑ Nein ☐ ; Extraschläge ☐ ; wechselnder Rhyth. ☐ |
| | QRS schmal Ja ☐ Nein ☑ |

| Grund-
rhythmus /
Störung | **Ventrikel - Schrittmacher** |

| Therapie-
möglichkei-
ten | Keine |

| Gefahren /
Anmerkung | Keine |

P – Wellen ?
P-Q Zeit ?

Ja ☐ Nein ☐

P-Q Zeit normal   ☐
P-Q Zeit > 0,2 Sec   ☐
P-Q Zeit < 0,12,Sec   ☐
P-Q Zeit wechselnd   ☐

Frequenz ?

_____ / min

Normal ☐   Bradykard ☐
                Tachykard ☐

Rhythmisch ?
/
QRS Breite

Ja ☐   Nein ☐ ;   Extraschläge ☐ ; wechselnder Rhyth. ☐

QRS schmal   Ja ☐   Nein ☐

Grund-
rhythmus /
Störung

Therapie-
möglichkei-
ten

Gefahren /
Anmerkung

10 Kästchen á 5mm zwischen zwei R - Zacken

P – Wellen ? **P-Q Zeit ?**	Ja ☐ Nein ☑	P-Q Zeit normal ☐ P-Q Zeit > 0,2 Sec ☐ P-Q Zeit < 0,12,Sec ☐ P-Q Zeit wechselnd ☐

Frequenz ?	___30___ / min	Normal ☐ Bradykard ☑ Tachykard ☐

Rhythmisch ? **/** **QRS Breite**	Ja ☑ Nein ☐ ; Extraschläge ☐ ; wechselnder Rhyth. ☐ QRS schmal Ja ☑ Nein ☐

Grund- **rhythmus /** **Störung**	**Knotenrhythmus**

Therapie- **möglichkei-** **ten**	• Atropin • Alupent • Adrenalin • Transdermaler oder passagerer Pacer

Gefahren / **Anmerkung**	• *Asystolie* • *MAS Anfälle* Knotenrhythmen bezeichnet man auch als junktionale (junktion = Knoten) oder nodale (nodus = Knoten) Rhythmen. Unterschieden werden oberer, mittlerer und unterer AV – Knotenrhythmus.

T-COL-RFR Dortmund

P – Wellen ? P-Q Zeit ?	Ja ☐ Nein ☐	P-Q Zeit normal ☐ P-Q Zeit > 0,2 Sec ☐ P-Q Zeit < 0,12,Sec ☐ P-Q Zeit wechselnd ☐

Frequenz ?	_____/ min	Normal ☐ Bradykard ☐ Tachykard ☐

Rhythmisch ? / QRS Breite	Ja ☐ Nein ☐ ; Extraschläge ☐ ; wechselnder Rhyth. ☐
	QRS schmal Ja ☐ Nein ☐

Grund- rhythmus / Störung	

Therapie- möglichkei- ten	

Gefahren / Anmerkung	

wechselnde Amplitudenhöhe um die isoelektrische Linie herum

„ Spindeltachykardie „

P – Wellen ? **P-Q Zeit ?**	Ja ☐ Nein ☑	P-Q Zeit normal ☐ P-Q Zeit > 0,2 Sec ☐ P-Q Zeit < 0,12,Sec ☐ P-Q Zeit wechselnd ☐
Frequenz ?	___ / min	Normal ☐ Bradykard ☐ Tachykard ☐
Rhythmisch ? **/** **QRS Breite**	Ja ☐ Nein ☐ ; Extraschläge ☐ ; wechselnder Rhyth. ☐ QRS schmal Ja ☐ Nein ☑	
Grund-rhythmus / Störung	**Torsade – de - pointes**	
Therapie-möglichkei-ten	• Magnesium 1 - 2 g • Lidocain	
Gefahren / Anmerkung	Wir finden klinisch schlechte Patienten vor, welche unter dem Monitorbild eines „Kammerflimmerns" noch ansprechbar sind.	

Dortmund

P – Wellen ? **P-Q Zeit ?**	Ja ☐ Nein ☐	P-Q Zeit normal ☐ P-Q Zeit > 0,2 Sec ☐ P-Q Zeit < 0,12,Sec ☐ P-Q Zeit wechselnd ☐

Frequenz ?

_____ / min   Normal ☐   Bradykard ☐   Tachykard ☐

Rhythmisch ? / QRS Breite

Ja ☐   Nein ☐ ;   Extraschläge ☐ ; wechselnder Rhyth. ☐

QRS schmal   Ja ☐   Nein ☐

Grund-rhythmus / Störung

Therapie-möglichkei-ten

Gefahren / Anmerkung

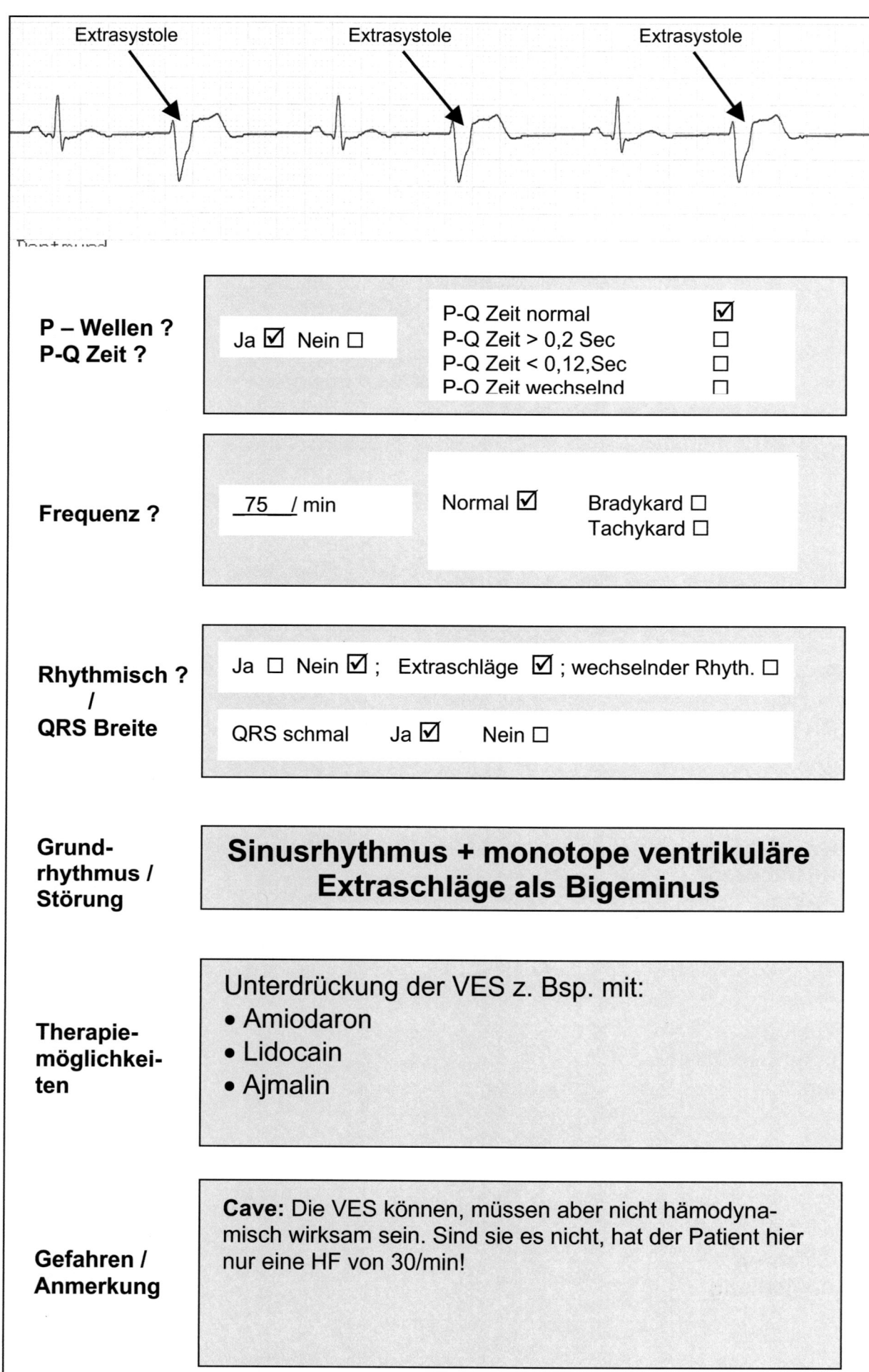

Extrasystole   Extrasystole   Extrasystole

P – Wellen ?
P-Q Zeit ?

Ja ☑   Nein ☐

P-Q Zeit normal   ☑
P-Q Zeit > 0,2 Sec   ☐
P-Q Zeit < 0,12,Sec   ☐
P-Q Zeit wechselnd   ☐

Frequenz ?

__75__ / min

Normal ☑   Bradykard ☐
            Tachykard ☐

Rhythmisch ?
/
QRS Breite

Ja ☐   Nein ☑ ;   Extraschläge ☑ ; wechselnder Rhyth. ☐

QRS schmal   Ja ☑   Nein ☐

Grund-
rhythmus /
Störung

Sinusrhythmus + monotope ventrikuläre Extraschläge als Bigeminus

Therapie-
möglichkei-
ten

Unterdrückung der VES z. Bsp. mit:

- Amiodaron
- Lidocain
- Ajmalin

Gefahren /
Anmerkung

Cave: Die VES können, müssen aber nicht hämodynamisch wirksam sein. Sind sie es nicht, hat der Patient hier nur eine HF von 30/min!

P – Wellen ?
P-Q Zeit ?

Ja ☐   Nein ☐

P-Q Zeit normal	☐
P-Q Zeit > 0,2 Sec	☐
P-Q Zeit < 0,12,Sec	☐
P-Q Zeit wechselnd	☐

Frequenz ?

_____ / min

Normal ☐   Bradykard ☐
                        Tachykard ☐

Rhythmisch ?
/
QRS Breite

Ja ☐   Nein ☐ ;   Extraschläge ☐ ; wechselnder Rhyth. ☐

QRS schmal   Ja ☐   Nein ☐

**Grund-rhythmus /
Störung**

Therapie-möglichkei-ten

**Gefahren /
Anmerkung**

P – Wellen ? **P-Q Zeit ?**	Ja ☑ Nein ☐ P-Q Zeit normal ☐ P-Q Zeit > 0,2 Sec ☐ P-Q Zeit < 0,12,Sec ☐ P-Q Zeit wechselnd ☐
Frequenz ?	_∅_ / min Normal ☐ Bradykard ☐ Tachykard ☐
Rhythmisch ? **/** **QRS Breite**	Ja ☐ Nein ☐ ; Extraschläge ☐ ; wechselnder Rhyth. ☐ QRS schmal Ja ☐ Nein ☐
Grund- **rhythmus /** **Störung**	**Ventrikelstillstand**
Therapie- **möglichkei-** **ten**	• Kardio – Pulmonale – Reanimation • Adrenalin • Pacer
Gefahren / **Anmerkung**	In dem EKG sind nur Vorhoferregungen zu sehen, welche von der Kammer nicht beantwortet werden, im Sinne eines AV Block III°, bei dem sog. tertiäre Zentren die Arbeit nicht aufnehmen.

| **P – Wellen ?**
P-Q Zeit ? | Ja ☐ Nein ☐ | P-Q Zeit normal ☐
P-Q Zeit > 0,2 Sec ☐
P-Q Zeit < 0,12,Sec ☐
P-Q Zeit wechselnd ☐ |

| **Frequenz ?** | _____ / min | Normal ☐   Bradykard ☐
Tachykard ☐ |

| **Rhythmisch ?**
/
QRS Breite | Ja ☐ Nein ☐ ; Extraschläge ☐ ; wechselnder Rhyth. ☐

QRS schmal   Ja ☐   Nein ☐ |

| **Grund-**
rhythmus /
Störung | |

| **Therapie-**
möglichkei-
ten | |

| **Gefahren /**
Anmerkung | |

P P P P P P P P P P

| P – Wellen ?
P-Q Zeit ? | Ja ☑ Nein ☐ | P-Q Zeit normal   ☐
P-Q Zeit > 0,2 Sec   ☐
P-Q Zeit < 0,12,Sec   ☐
P-Q Zeit wechselnd   ☐ |

| Frequenz ? | ___60___ / min | Normal ☑   Bradykard ☐
            Tachykard ☐ |

| Rhythmisch ?
/
QRS Breite | Ja ☑ Nein ☐ ; Extraschläge ☐ ; wechselnder Rhyth. ☐ |
| | QRS schmal   Ja ☑   Nein ☐ |

| Grund-
rhythmus /
Störung | **AV Block III°** |

| Therapie-
möglichkei-
ten | • Alupent
• Adrenalin
• Transdermaler oder passagerer Pacer |

| Gefahren /
Anmerkung | • Asystolie • MAS Anfälle
Vorhöfe und Kammern schlagen unabhängig von einan-
der. Die P – Wellen sind rhythmisch zu einander sind je-
doch manchmal durch die Kammerkomplexe überlagert.
Die Vorhoffrequenz beträgt 100/min |

| P – Wellen ? P-Q Zeit ? | Ja ☐ Nein ☐ | P-Q Zeit normal ☐ P-Q Zeit > 0,2 Sec ☐ P-Q Zeit < 0,12,Sec ☐ P-Q Zeit wechselnd ☐ |

| Frequenz ? | _____ / min | Normal ☐   Bradykard ☐ Tachykard ☐ |

Rhythmisch ? / QRS Breite

Ja ☐   Nein ☐ ;   Extraschläge ☐ ; wechselnder Rhyth. ☐

QRS schmal   Ja ☐   Nein ☐

Grund-rhythmus / Störung

Therapie-möglichkei-ten

Gefahren / Anmerkung

P – Wellen ? P-Q Zeit ?	Ja ☐ Nein ☑	P-Q Zeit normal ☐ P-Q Zeit > 0,2 Sec ☐ P-Q Zeit < 0,12,Sec ☐ P-Q Zeit wechselnd ☐
Frequenz ?	__> 100__ / min	Normal ☐ Bradykard ☐ Tachykard ☑
Rhythmisch ? / QRS Breite	Ja ☐ Nein ☑ ; Extraschläge ☐ ; wechselnder Rhyth. ☐ QRS schmal Ja ☑ Nein ☐	
Grund- rhythmus / Störung	**Vorhofflimmern / Tachyarrhythmia Absoluta**	
Therapie- möglichkei- ten	• Digitalis • Ca^{++} Antagonisten • ß-Blocker • Antikoagulanzien • Kardioversion	
Gefahren / Anmerkung	• Absolute Arrhythmie • Keine P Wellen zu identifizieren • Fehlendes isoelektrisches Intervall • **Thrombenbildung mit der Gefahr arterieller Embolien!**	

P – Wellen ?
P-Q Zeit ?

Ja ☐   Nein ☐

P-Q Zeit normal   ☐
P-Q Zeit > 0,2 Sec   ☐
P-Q Zeit < 0,12,Sec   ☐
P-Q Zeit wechselnd   ☐

Frequenz ?

_____/ min

Normal ☐   Bradykard ☐
                Tachykard ☐

Rhythmisch ?
/
QRS Breite

Ja ☐   Nein ☐ ;   Extraschläge ☐ ; wechselnder Rhyth. ☐

QRS schmal   Ja ☐   Nein ☐

Grund-
rhythmus /
Störung

Therapie-
möglichkei-
ten

Gefahren /
Anmerkung

Die P – Q Zeit ist normal und verlängert sich mit jedem Schlag, bis zum Ausfall eines QRS Komplex

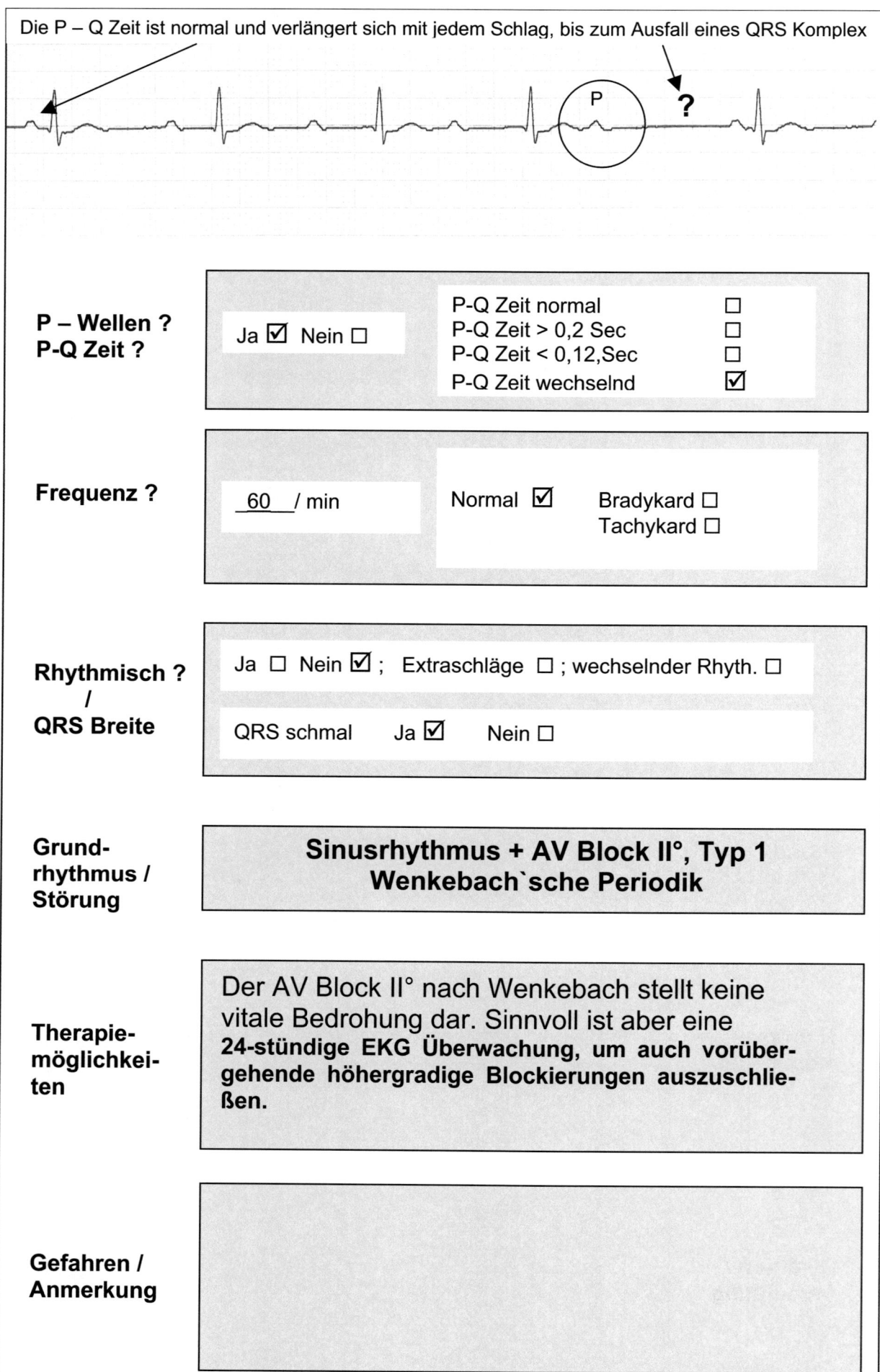

P – Wellen ?
P-Q Zeit ?

Ja ☑ Nein ☐

P-Q Zeit normal	☐
P-Q Zeit > 0,2 Sec	☐
P-Q Zeit < 0,12,Sec	☐
P-Q Zeit wechselnd	☑

Frequenz ?

__60__ / min

Normal ☑   Bradykard ☐
            Tachykard ☐

Rhythmisch ?
/
QRS Breite

Ja ☐ Nein ☑ ; Extraschläge ☐ ; wechselnder Rhyth. ☐

QRS schmal   Ja ☑   Nein ☐

Grund-
rhythmus /
Störung

Sinusrhythmus + AV Block II°, Typ 1
Wenkebach`sche Periodik

Therapie-
möglichkei-
ten

Der AV Block II° nach Wenkebach stellt keine vitale Bedrohung dar. Sinnvoll ist aber eine **24-stündige EKG Überwachung, um auch vorübergehende höhergradige Blockierungen auszuschließen.**

Gefahren /
Anmerkung

P – Wellen ?
P-Q Zeit ?

Ja ☐   Nein ☐

P-Q Zeit normal   ☐
P-Q Zeit > 0,2 Sec   ☐
P-Q Zeit < 0,12,Sec   ☐
P-Q Zeit wechselnd   ☐

Frequenz ?

_____ / min

Normal ☐   Bradykard ☐
                Tachykard ☐

Rhythmisch ?
/
QRS Breite

Ja ☐   Nein ☐ ;   Extraschläge ☐ ; wechselnder Rhyth. ☐

QRS schmal   Ja ☐   Nein ☐

Grund-rhythmus / Störung

Therapie-möglichkei-ten

Gefahren / Anmerkung

| P – Wellen ?
P-Q Zeit ? | Ja ☐ Nein ☑ | P-Q Zeit normal ☐
P-Q Zeit > 0,2 Sec ☐
P-Q Zeit < 0,12,Sec ☐
P-Q Zeit wechselnd ☐ |

| Frequenz ? | ≈250 / min | Normal ☐   Bradykard ☐
Tachykard ☑ |

| Rhythmisch ?
/
QRS Breite | Ja ☑ Nein ☐ ; Extraschläge ☐ ; wechselnder Rhyth. ☐

QRS schmal   Ja ☐   Nein ☑ |

| Grund-
rhythmus /
Störung | **Ventrikuläre Tachykardie** |

| Therapie-
möglichkei-
ten | • Lidocain
• Ajmalin
• Amiodaron
• Kardioversion |

| Gefahren /
Anmerkung | **Cave:** VT können mit und ohne Auswurfleistung auftreten.

DD: SVT mit breiten QRS Komplexen bei LSB. |

P – Wellen ?
P-Q Zeit ?

Ja ☐ Nein ☐

P-Q Zeit normal ☐
P-Q Zeit > 0,2 Sec ☐
P-Q Zeit < 0,12,Sec ☐
P-Q Zeit wechselnd ☐

Frequenz ?

_____ / min

Normal ☐   Bradykard ☐
Tachykard ☐

Rhythmisch ?
/
QRS Breite

Ja ☐   Nein ☐ ; Extraschläge ☐ ; wechselnder Rhyth. ☐

QRS schmal   Ja ☐   Nein ☐

**Grund-
rhythmus /
Störung**

**Therapie-
möglichkei-
ten**

**Gefahren /
Anmerkung**

7,2 Kästchen á 5mm zwischen zwei R - Zacken

P – Wellen ?
P-Q Zeit ?

Ja ☑ Nein ☐

P-Q Zeit normal	☑
P-Q Zeit > 0,2 Sec	☐
P-Q Zeit < 0,12,Sec	☐
P-Q Zeit wechselnd	☐

Frequenz ?

___40___ / min

Normal ☐ Bradykard ☑
Tachykard ☐

Rhythmisch ?
/
QRS Breite

Ja ☑ Nein ☐ ; Extraschläge ☐ ; wechselnder Rhyth. ☐

QRS schmal Ja ☑ Nein ☐

Grund-
rhythmus /
Störung

Sinusbradykardie

Therapie-
möglichkei-
ten

- Hypoxie?
- Atropin
- Alupent
- Adrenalin
- Transdermaler / pasagerer Pacer

Gefahren /
Anmerkung

- **Asystolie**
- **MAS Anfälle**

P – Wellen ?
P-Q Zeit ?

Ja ☐ Nein ☐

P-Q Zeit normal	☐
P-Q Zeit > 0,2 Sec	☐
P-Q Zeit < 0,12,Sec	☐
P-Q Zeit wechselnd	☐

Frequenz ?

_____ / min

Normal ☐   Bradykard ☐
           Tachykard ☐

Rhythmisch ?
/
QRS Breite

Ja ☐   Nein ☐ ;   Extraschläge ☐ ; wechselnder Rhyth. ☐

QRS schmal   Ja ☐   Nein ☐

Grund-
rhythmus /
Störung

Therapie-
möglichkei-
ten

Gefahren /
Anmerkung

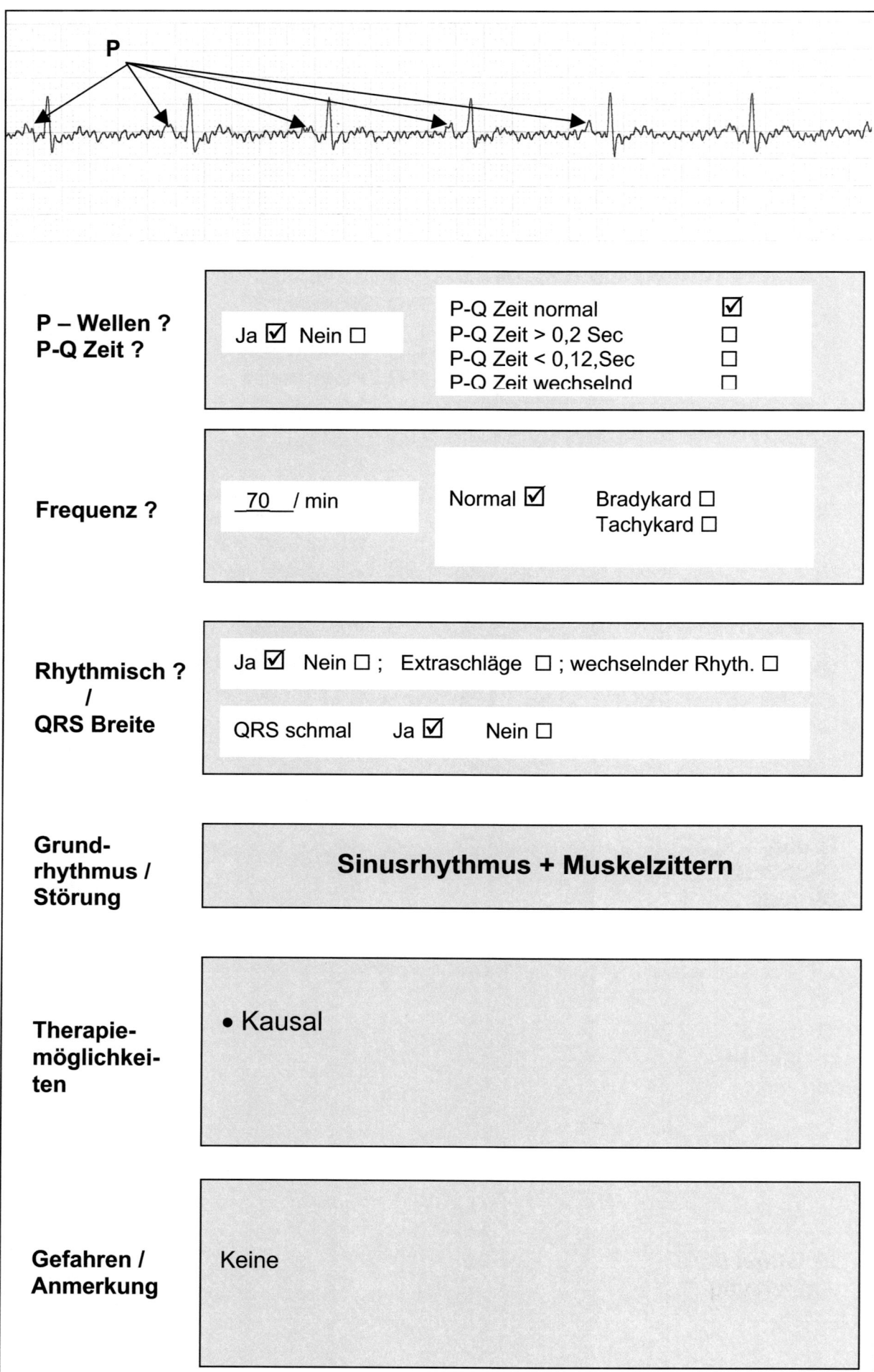

P – Wellen ?
P-Q Zeit ?

Ja ☑ Nein ☐

P-Q Zeit normal ☑
P-Q Zeit > 0,2 Sec ☐
P-Q Zeit < 0,12,Sec ☐
P-Q Zeit wechselnd ☐

Frequenz ?

___70___ / min

Normal ☑   Bradykard ☐
            Tachykard ☐

Rhythmisch ?
/
QRS Breite

Ja ☑ Nein ☐ ; Extraschläge ☐ ; wechselnder Rhyth. ☐

QRS schmal   Ja ☑   Nein ☐

Grund-
rhythmus /
Störung

Sinusrhythmus + Muskelzittern

Therapie-
möglichkei-
ten

• Kausal

Gefahren /
Anmerkung

Keine

P – Wellen ?
P-Q Zeit ?

Ja ☐ Nein ☐

P-Q Zeit normal   ☐
P-Q Zeit > 0,2 Sec   ☐
P-Q Zeit < 0,12,Sec   ☐
P-Q Zeit wechselnd   ☐

Frequenz ?

_____/ min

Normal ☐   Bradykard ☐
                          Tachykard ☐

Rhythmisch ?
/
QRS Breite

Ja ☐   Nein ☐ ; Extraschläge ☐ ; wechselnder Rhyth. ☐

QRS schmal   Ja ☐   Nein ☐

Grund-
rhythmus /
Störung

Therapie-
möglichkei-
ten

Gefahren /
Anmerkung

P – Wellen ? **P-Q Zeit ?**	Ja ☑ Nein ☐	P-Q Zeit normal ☐ P-Q Zeit > 0,2 Sec ☐ P-Q Zeit < 0,12,Sec ☐ P-Q Zeit wechselnd ☐
Frequenz ?	_30_ / min	Normal ☐ Bradykard ☑ Tachykard ☐
Rhythmisch ? **/** **QRS Breite**	Ja ☑ Nein ☐ ; Extraschläge ☐ ; wechselnder Rhyth. ☐ QRS schmal Ja ☐ Nein ☑	

Grund-rhythmus / Störung	**AV Block III°**

Therapie-möglichkei-ten	• Alupent • Adrenalin • Transdermaler oder passagerer Pacer

Gefahren / Anmerkung	• **Asystolie** • **MAS Anfälle** Vorhöfe und Kammern schlagen unabhängig von einan-der. Die P – Wellen sind rhythmisch zu einander, aber jedoch manchmal durch die Kammerkomplexe überlagert. Die Vorhoffrequenz beträgt 75/min

**P – Wellen ?
P-Q Zeit ?**

Ja ☐ Nein ☐

P-Q Zeit normal ☐
P-Q Zeit > 0,2 Sec ☐
P-Q Zeit < 0,12,Sec ☐
P-Q Zeit wechselnd ☐

Frequenz ?

_____ / min

Normal ☐   Bradykard ☐
              Tachykard ☐

**Rhythmisch ?
/
QRS Breite**

Ja ☐   Nein ☐ ;   Extraschläge ☐ ; wechselnder Rhyth. ☐

QRS schmal   Ja ☐   Nein ☐

**Grund-
rhythmus /
Störung**

**Therapie-
möglichkei-
ten**

**Gefahren /
Anmerkung**

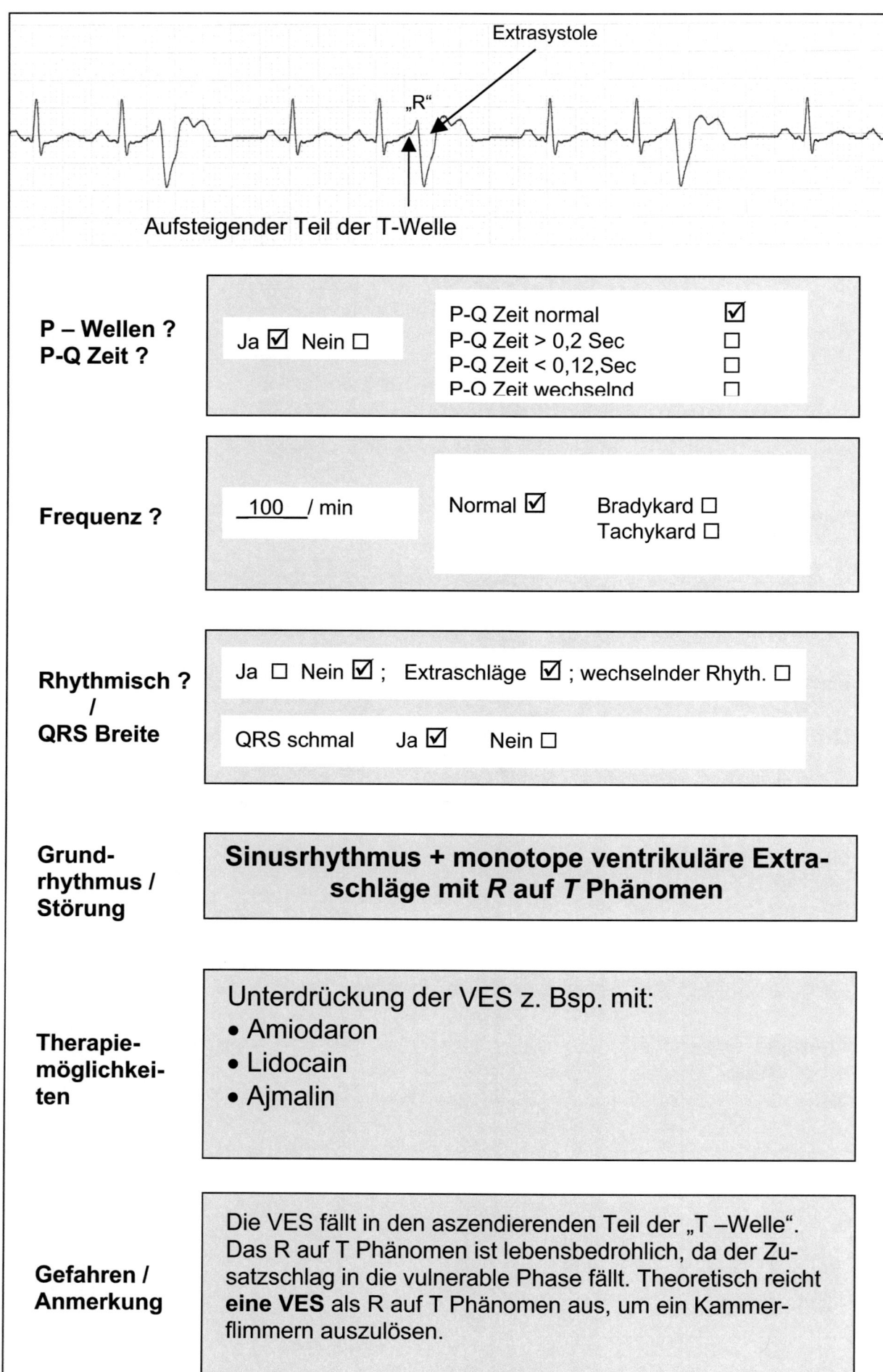

Extrasystole

„R"

Aufsteigender Teil der T-Welle

| **P – Wellen ?** **P-Q Zeit ?** | Ja ☑ Nein ☐ | P-Q Zeit normal ☑ P-Q Zeit > 0,2 Sec ☐ P-Q Zeit < 0,12,Sec ☐ P-Q Zeit wechselnd ☐ |

| **Frequenz ?** | _100_ / min | Normal ☑ Bradykard ☐ Tachykard ☐ |

| **Rhythmisch ?** **/** **QRS Breite** | Ja ☐ Nein ☑ ; Extraschläge ☑ ; wechselnder Rhyth. ☐ QRS schmal Ja ☑ Nein ☐ |

Grund-rhythmus / Störung

Sinusrhythmus + monotope ventrikuläre Extra-schläge mit *R* auf *T* Phänomen

Therapie-möglichkei-ten

Unterdrückung der VES z. Bsp. mit:
- Amiodaron
- Lidocain
- Ajmalin

Gefahren / Anmerkung

Die VES fällt in den aszendierenden Teil der „T –Welle". Das R auf T Phänomen ist lebensbedrohlich, da der Zu-satzschlag in die vulnerable Phase fällt. Theoretisch reicht **eine VES** als R auf T Phänomen aus, um ein Kammer-flimmern auszulösen.

P – Wellen ?
P-Q Zeit ?

Ja ☐   Nein ☐

P-Q Zeit normal ☐
P-Q Zeit > 0,2 Sec ☐
P-Q Zeit < 0,12,Sec ☐
P-Q Zeit wechselnd ☐

Frequenz ?

_____ / min

Normal ☐   Bradykard ☐
Tachykard ☐

Rhythmisch ?
/
QRS Breite

Ja ☐   Nein ☐ ;   Extraschläge ☐ ; wechselnder Rhyth. ☐

QRS schmal   Ja ☐   Nein ☐

**Grund-
rhythmus /
Störung**

**Therapie-
möglichkei-
ten**

**Gefahren /
Anmerkung**

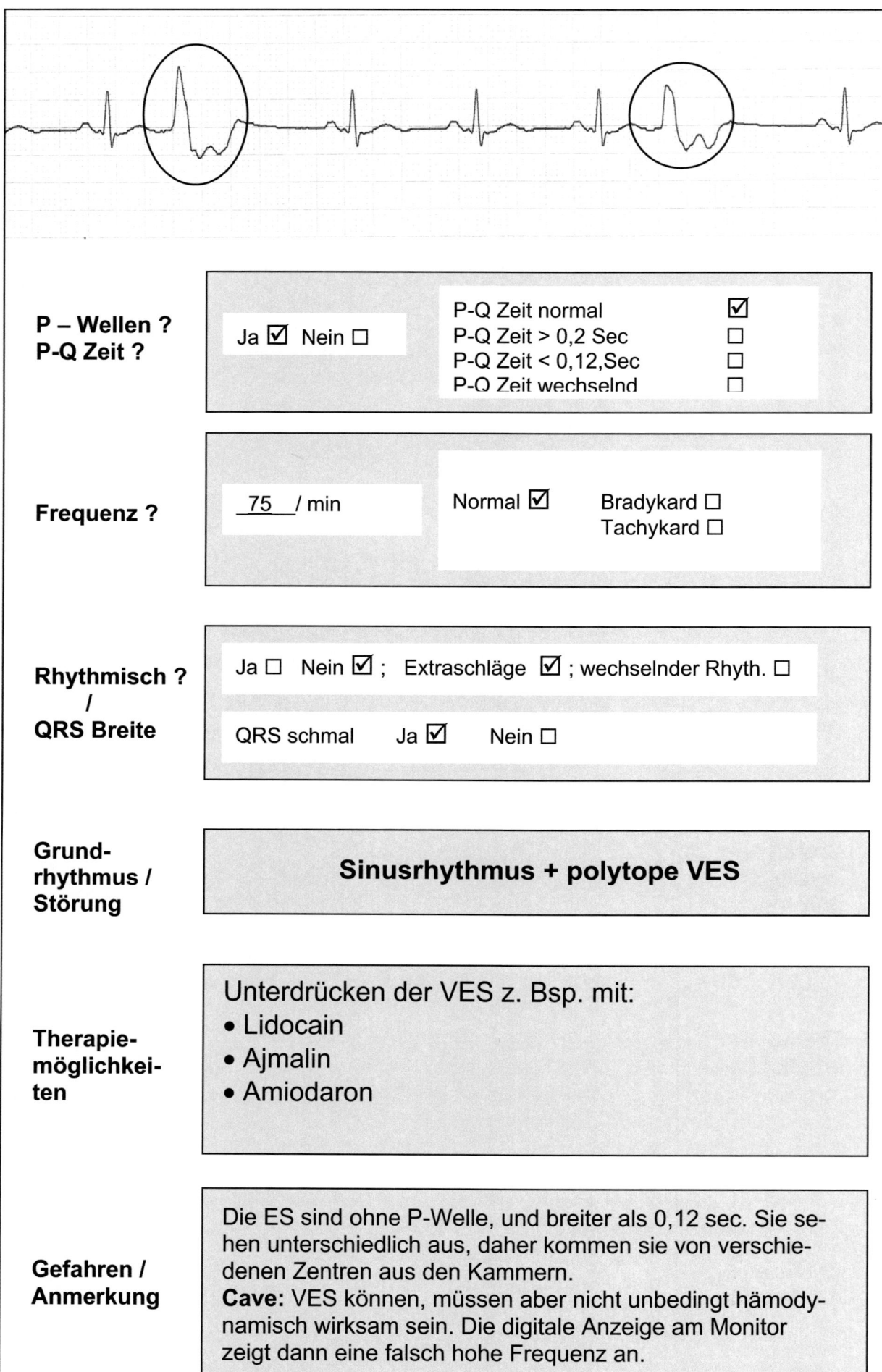

P – Wellen ?
P-Q Zeit ?

Ja ☑ Nein ☐

P-Q Zeit normal	☑
P-Q Zeit > 0,2 Sec	☐
P-Q Zeit < 0,12,Sec	☐
P-Q Zeit wechselnd	☐

Frequenz ?

_75_ / min

Normal ☑   Bradykard ☐
                       Tachykard ☐

Rhythmisch ?
/
QRS Breite

Ja ☐ Nein ☑ ; Extraschläge ☑ ; wechselnder Rhyth. ☐

QRS schmal   Ja ☑   Nein ☐

Grund-
rhythmus /
Störung

Sinusrhythmus + polytope VES

Therapie-
möglichkei-
ten

Unterdrücken der VES z. Bsp. mit:
• Lidocain
• Ajmalin
• Amiodaron

Gefahren /
Anmerkung

Die ES sind ohne P-Welle, und breiter als 0,12 sec. Sie sehen unterschiedlich aus, daher kommen sie von verschiedenen Zentren aus den Kammern.
Cave: VES können, müssen aber nicht unbedingt hämodynamisch wirksam sein. Die digitale Anzeige am Monitor zeigt dann eine falsch hohe Frequenz an.

P – Wellen ?
P-Q Zeit ?

Ja ☐   Nein ☐

P-Q Zeit normal   ☐
P-Q Zeit > 0,2 Sec   ☐
P-Q Zeit < 0,12,Sec   ☐
P-Q Zeit wechselnd   ☐

Frequenz ?

_____/ min

Normal ☐   Bradykard ☐
                  Tachykard ☐

Rhythmisch ?
/
QRS Breite

Ja ☐   Nein ☐ ;   Extraschläge ☐ ; wechselnder Rhyth. ☐

QRS schmal   Ja ☐   Nein ☐

Grund-rhythmus / Störung

Therapie-möglichkei-ten

Gefahren / Anmerkung

P – Wellen ? P-Q Zeit ?	Ja ☐ Nein ☑	P-Q Zeit normal ☐ P-Q Zeit > 0,2 Sec ☐ P-Q Zeit < 0,12,Sec ☐ P-Q Zeit wechselnd ☐
Frequenz ?	_∅_ / min	Normal ☐ Bradykard ☐ Tachykard ☐

Rhythmisch ? / **QRS Breite**

Ja ☐   Nein ☐ ;   Extraschläge ☐ ; wechselnder Rhyth. ☐

QRS schmal   Ja ☐   Nein ☐

Grund-rhythmus / Störung

Agonie

Therapie-möglichkei-ten

- Kardio – Pulmonale – Reanimation
- Adrenalin
- ggf. Pacer

Gefahren / Anmerkung

Zu sehen sind breite, plumpe QRS Komplexe, die oft ent-koppelt sind. Agonie kommt aus dem gr agonia und wird mit Todeskampf übersetzt.

P – Wellen ?
P-Q Zeit ?

Ja ☐ Nein ☐

P-Q Zeit normal ☐
P-Q Zeit > 0,2 Sec ☐
P-Q Zeit < 0,12,Sec ☐
P-Q Zeit wechselnd ☐

Frequenz ?

_____ / min

Normal ☐   Bradykard ☐
Tachykard ☐

Rhythmisch ?
/
QRS Breite

Ja ☐   Nein ☐ ;   Extraschläge ☐ ; wechselnder Rhyth. ☐

QRS schmal   Ja ☐   Nein ☐

Grund-rhythmus /
Störung

Therapie-möglichkei-ten

Gefahren /
Anmerkung

| P – Wellen ?
P-Q Zeit ? | Ja ☑ Nein ☐ | P-Q Zeit normal ☐
P-Q Zeit > 0,2 Sec ☐
P-Q Zeit < 0,12,Sec ☐
P-Q Zeit wechselnd ☐ |

| Frequenz ? | __75__ / min | Normal ☑ Bradykard ☐
Tachykard ☐ |

| Rhythmisch ?
/
QRS Breite | Ja ☑ Nein ☐ ; Extraschläge ☐ ; wechselnder Rhyth. ☐

QRS schmal Ja ☑ Nein ☐ |

| Grund-
rhythmus /
Störung | **Vorhofflattern** |

| Therapie-
möglichkei-
ten | • Ca^{++} Antagonisten
• Digitalis
• Kardioversion |

| Gefahren /
Anmerkung | Gut zu erkennen an dem „sägezahnförmigen"
Aussehen der Vorhofwellen, fehlendes isoelektrisches Intervall.
Gefahr der 1:1 Überleitung in ein Kammerflattern! |

P – Wellen ?
P-Q Zeit ?

Ja ☐ Nein ☐

P-Q Zeit normal ☐
P-Q Zeit > 0,2 Sec ☐
P-Q Zeit < 0,12,Sec ☐
P-Q Zeit wechselnd ☐

Frequenz ?

_____ / min

Normal ☐   Bradykard ☐
Tachykard ☐

Rhythmisch ?
/
QRS Breite

Ja ☐   Nein ☐ ;   Extraschläge ☐ ; wechselnder Rhyth. ☐

QRS schmal   Ja ☐   Nein ☐

Grund-rhythmus / Störung

Therapie-möglichkei-ten

Gefahren / Anmerkung

P – Wellen ? P-Q Zeit ?	Ja ☐ Nein ☑	P-Q Zeit normal ☐ P-Q Zeit > 0,2 Sec ☐ P-Q Zeit < 0,12,Sec ☐ P-Q Zeit wechselnd ☐

Frequenz ?	___20___ / min	Normal ☐ Bradykard ☑ Tachykard ☐

Rhythmisch ? / QRS Breite	Ja ☑ Nein ☐ ; Extraschläge ☐ ; wechselnder Rhyth. ☐
	QRS schmal Ja ☐ Nein ☑

Grund- rhythmus / Störung	**Knotenrhythmus**

Therapie- möglichkei- ten	• Atropin • Alupent • Adrenalin • Transdermaler oder passagerer Pacer

Gefahren / Anmerkung	**• Asystolie • MAS Anfälle** Knotenrhythmen bezeichnet man auch als junktionale (junktion = Knoten), oder nodale (nodus = Knoten) Rhythmen. Unterschieden werden oberer, mittlere und unterer AV – Knotenrhythmus.

P – Wellen ?
P-Q Zeit ?

Ja ☐ Nein ☐

P-Q Zeit normal ☐
P-Q Zeit > 0,2 Sec ☐
P-Q Zeit < 0,12,Sec ☐
P-Q Zeit wechselnd ☐

Frequenz ?

_____ / min

Normal ☐   Bradykard ☐
              Tachykard ☐

Rhythmisch ?
/
QRS Breite

Ja ☐   Nein ☐ ;   Extraschläge ☐ ; wechselnder Rhyth. ☐

QRS schmal   Ja ☐   Nein ☐

Grund-
rhythmus /
Störung

Therapie-
möglichkei-
ten

Gefahren /
Anmerkung

| P – Wellen ?
P-Q Zeit ? | Ja ☐ Nein ☑ | P-Q Zeit normal ☐
P-Q Zeit > 0,2 Sec ☐
P-Q Zeit < 0,12,Sec ☐
P-Q Zeit wechselnd ☐ |

| Frequenz ? | _Ø_ / min | Normal ☐   Bradykard ☐
Tachykard ☐ |

| Rhythmisch ?
/
QRS Breite | Ja ☐   Nein ☐ ;   Extraschläge ☐ ; wechselnder Rhyth. ☐

QRS schmal   Ja ☐   Nein ☐ |

| Grund-
rhythmus /
Störung | **Kammerflimmern** |

| Therapie-
möglichkei-
ten | • Defibrillation 360 Joule (biphasisch äquivalent)
• Kardio – Pulmonale – Reanimation
• Adrenalin
• Amiodaron |

| Gefahren /
Anmerkung | Die Unterscheidung Kammerflattern / Kammerflimmern erfolgt theoretisch über die Herzfrequenz, > 280/min spricht man vom Kammerflimmern. Da die Therapie bei beiden Formen gleich ist, ist die Differenzierung hier nur von akademischem Wert. |

| P – Wellen ?
P-Q Zeit ? | Ja ☐ Nein ☐ | P-Q Zeit normal ☐
P-Q Zeit > 0,2 Sec ☐
P-Q Zeit < 0,12,Sec ☐
P-Q Zeit wechselnd ☐ |

| Frequenz ? | _____/ min | Normal ☐   Bradykard ☐
Tachykard ☐ |

Rhythmisch ?
/
QRS Breite

Ja ☐   Nein ☐ ; Extraschläge ☐ ; wechselnder Rhyth. ☐

QRS schmal   Ja ☐   Nein ☐

Grund-
rhythmus /
Störung

Therapie-
möglichkei-
ten

Gefahren /
Anmerkung

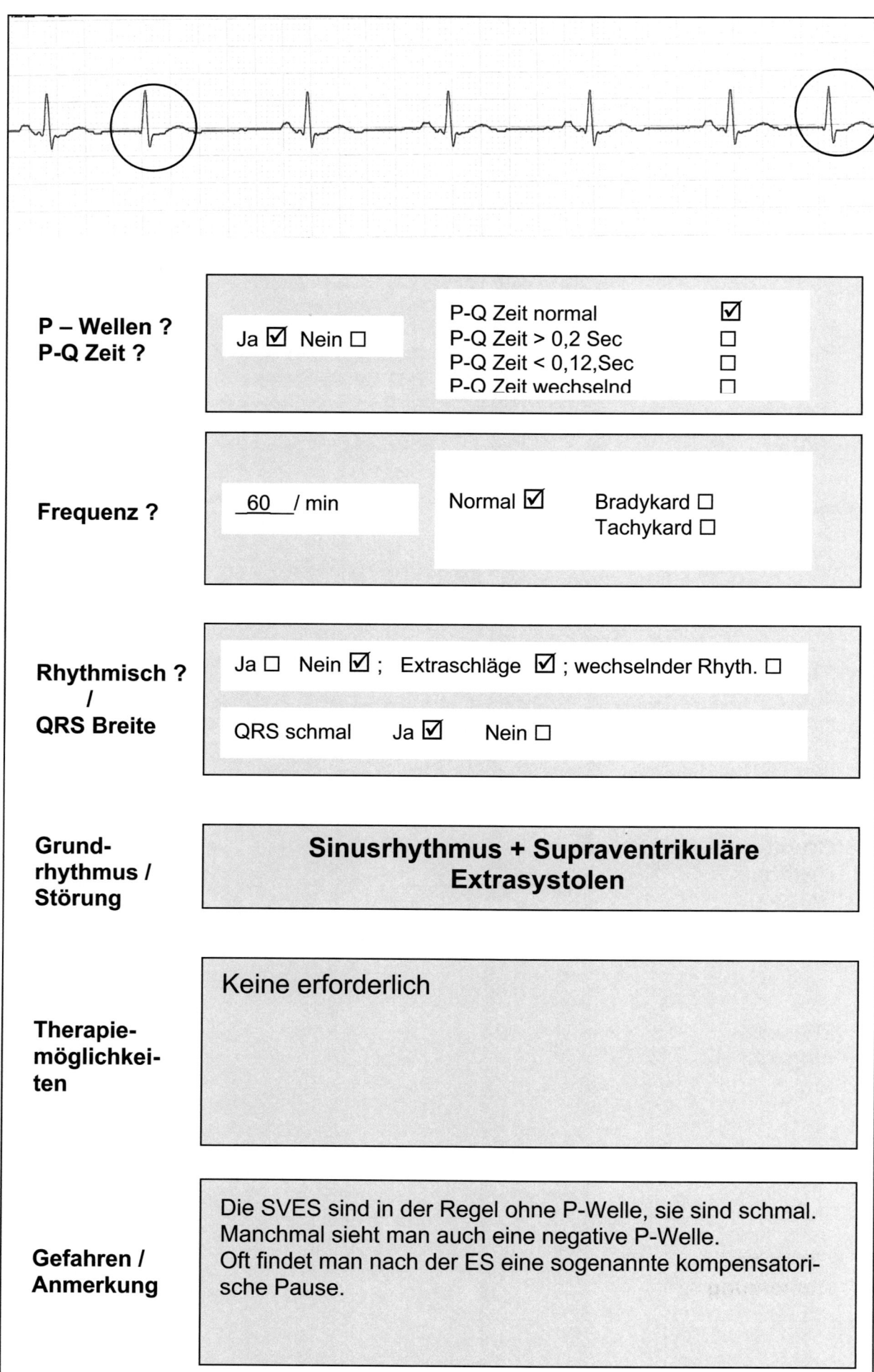

P – Wellen ?
P-Q Zeit ?

Ja ☑ Nein ☐

P-Q Zeit normal ☑
P-Q Zeit > 0,2 Sec ☐
P-Q Zeit < 0,12,Sec ☐
P-Q Zeit wechselnd ☐

Frequenz ?

_60_ / min

Normal ☑   Bradykard ☐
            Tachykard ☐

Rhythmisch ?
/
QRS Breite

Ja ☐   Nein ☑ ;   Extraschläge ☑ ; wechselnder Rhyth. ☐

QRS schmal   Ja ☑   Nein ☐

Grund-
rhythmus /
Störung

**Sinusrhythmus + Supraventrikuläre
Extrasystolen**

Therapie-
möglichkei-
ten

Keine erforderlich

Gefahren /
Anmerkung

Die SVES sind in der Regel ohne P-Welle, sie sind schmal.
Manchmal sieht man auch eine negative P-Welle.
Oft findet man nach der ES eine sogenannte kompensatori-
sche Pause.

P – Wellen ?
P-Q Zeit ?

Ja ☐ Nein ☐

P-Q Zeit normal ☐
P-Q Zeit > 0,2 Sec ☐
P-Q Zeit < 0,12,Sec ☐
P-Q Zeit wechselnd ☐

Frequenz ?

_____ / min

Normal ☐   Bradykard ☐
                Tachykard ☐

Rhythmisch ?
/
QRS Breite

Ja ☐   Nein ☐ ;   Extraschläge ☐ ; wechselnder Rhyth. ☐

QRS schmal   Ja ☐   Nein ☐

Grund-rhythmus / Störung

Therapie-möglichkei-ten

Gefahren / Anmerkung

Vorhofspike   Kammerspike

Vorhoferregung

P – Wellen ? **P-Q Zeit ?**	Ja ☑ Nein ☐	P-Q Zeit normal ☑ P-Q Zeit > 0,2 Sec ☐ P-Q Zeit < 0,12,Sec ☐ P-Q Zeit wechselnd ☐

Frequenz ?	___75___ / min	Normal ☑ Bradykard ☐ Tachykard ☐

Rhythmisch ?
/
QRS Breite

Ja ☑ Nein ☐ ; Extraschläge ☐ ; wechselnder Rhyth. ☐

QRS schmal   Ja ☐   Nein ☑

Grund-
rhythmus /
Störung

AV - sequentieller Schrittmacher

Therapie-
möglichkei-
ten

Nicht erforderlich

Gefahren /
Anmerkung

Keine

P – Wellen ?
P-Q Zeit ?

Ja ☐   Nein ☐

P-Q Zeit normal   ☐
P-Q Zeit > 0,2 Sec   ☐
P-Q Zeit < 0,12,Sec   ☐
P-Q Zeit wechselnd   ☐

Frequenz ?

_____ / min

Normal ☐   Bradykard ☐
                Tachykard ☐

Rhythmisch ?
/
QRS Breite

Ja ☐   Nein ☐ ;   Extraschläge ☐ ; wechselnder Rhyth. ☐

QRS schmal   Ja ☐   Nein ☐

Grund-rhythmus / Störung

Therapie-möglichkei-ten

Gefahren / Anmerkung

| P – Wellen ?
P-Q Zeit ? | Ja ☑ Nein ☐ | P-Q Zeit normal ☑
P-Q Zeit > 0,2 Sec ☐
P-Q Zeit < 0,12,Sec ☐
P-Q Zeit wechselnd ☐ |

| Frequenz ? | __60 - 150__ / min | Normal☐   Bradykard ☐
Tachykard ☐ |

| Rhythmisch ?
/
QRS Breite | Ja ☐ Nein ☐ ; Extraschläge ☐ ; wechselnder Rhyth. ☑

QRS schmal   Ja ☑   Nein ☐ |

| Grund-
rhythmus /
Störung | **paroxysmale supraventrikuläre
Tachykardie** |

| Therapie-
möglichkei-
ten | ggf. ß – Blocker, auch in Verbindung mit einem
Schrittmacher |

| Gefahren /
Anmerkung | Keine |

Bigeminus	Jedem Normalschlag folgt eine ES.
Couplet	Aufeinanderfolge zweier ES.
ES	Extrasystole.
Extrasystolen (ES)	Erregung des Herzen außerhalb des normalen Rhythmus.
Kammerautomatie	Ein Zentrum innerhalb der Kammern bestimmt den Rhythmus.
Kammerflattern	Kammertachykardie mit Frequenz von ca. 300/min.
Kammerflimmern	Unregelmäßiges chaotisches EKG Bild mit einer Frequenz über 300/min.
Knotenrhythmus	Der Rhythmus geht vom AV-Knoten aus.
LGL	Lown-Ganong-Levine.
LSB	Linksschenkelblock.
MAS	Morgagni-Adam-Stokes. Zerebrale Hypoxämie durch akute Herzrhythmusstörungen.
Monotope VES	Sehen immer gleich aus, kommen vom gleichen ektopen Zentrum. (Monomorphe VES ist eine gleichlautende Bezeichnung).
Paroxysmale Tachykardie	Plötzlich auftretende und verschwindende Anfälle von Tachykardien in einer Frequenz von ca. 180/min; supraventrikuläre und ventrikuläre Form möglich.
Polytope VES	Sind unterschiedlich konfiguriert, kommen von unterschiedlichen Zentren. (Polymorphe VES ist eine gleichlautende Bezeichnung).
Salven	Mehr als drei bis zehn aufeinanderfolgende VES.
Sinusrhythmus	Die Erregung des Herzen geht vom Sinusknoten aus.
Supraventrikuläre ES	Wird von Zentren oberhalb des His`schen Bündels ausgelöst.

SVT	Supraventrikuläre Tachykardie.
Trigeminus	Jedem Normalschlag folgen zwei ES. NEE (Europäische Definition. In den USA = zwei normalen Schlägen folgt ein Extraschlag. NNE.)
Triplett	Dreifach. Aufeinanderfolge dreier ES.
VES	Ventrikuläre Extrasystole.
Vorhofflattern	Frequenz etwa 300/min sogenannte „ Säge-zähne " steiler Anstieg der P-Welle mit lang-sameren Abfall. Der Kammerrhythmus ist meist regelmäßig.
Vorhofflimmern	Flimmerwellen mit einer Frequenz von 400-600/min besonders deutlich in V_1
WPW	Wolf-Parkinson-White

Quellenangaben:

Dietz / Schubert, (1998), Der EKG Knacker, (1. Auflage), Berlin, de Gruyter Verlag

Böhmer et al., (2006), Reanimaton`06 kompakt, (1. Auflage), Mainz, Naseweis Verlag

R. Kleindienst, (2007), Grundkurs EKG, (6. überarbeitete Auflage) Selbstverlag. R.Kleindienst@web.de

De Gryter, W. (1990), Pschyrembel, Klinisches Wörterbuch, 256. Auflage, Berlin, de Gruyter Verlag

Ralph Haberl, (1999), EKG Pocket, (2. Auflage), Grünwald, Börm Bruckmeier Verlag

Schuster / Trappe, (1999) EKG-Kurs für Isabel, (2. Auflage), Stuttgart, Ferdinand Enke Verlag

Th. Karow / R. Lang-Roth, (2005) Pharmakologie und Toxikologie, (13.Auflage) Eigenverlag.

Dr. med. Gerd Herold, (2007) Herold Innere Medizin, Springer Verlag